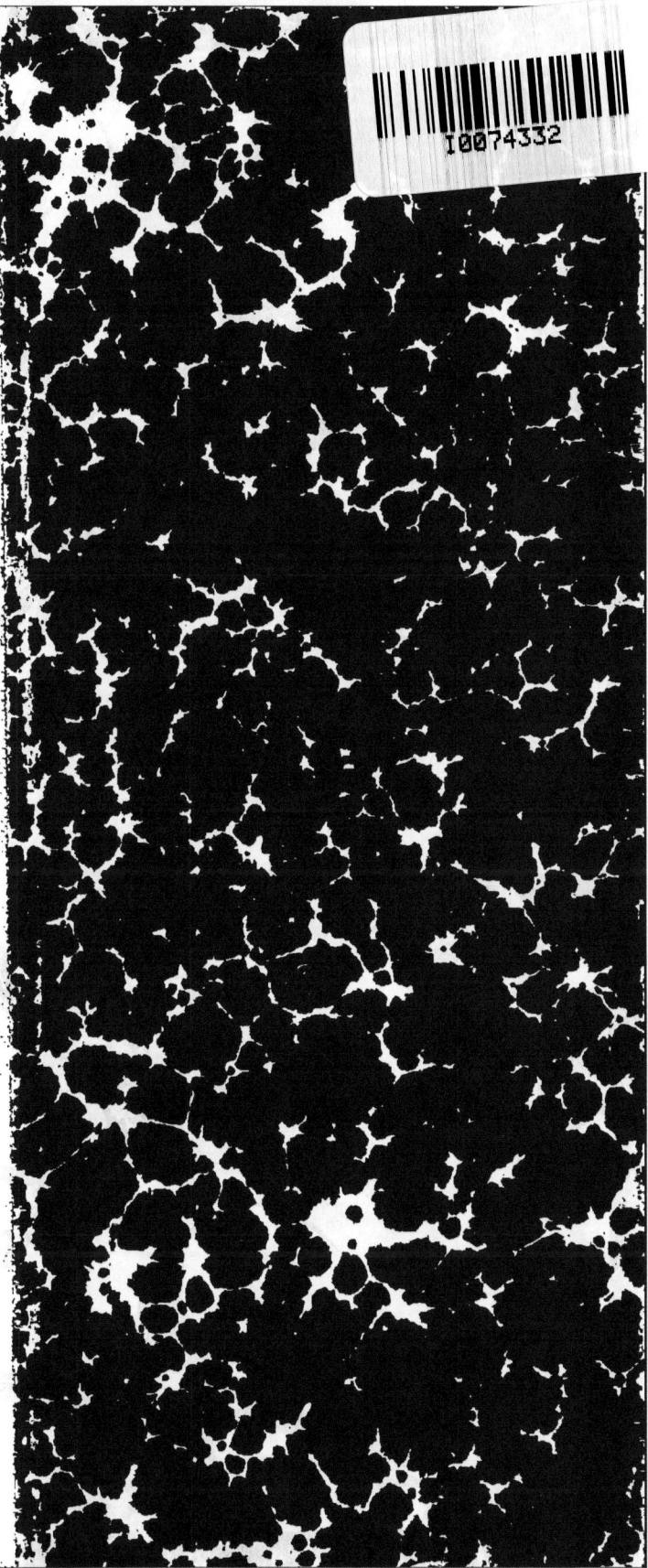

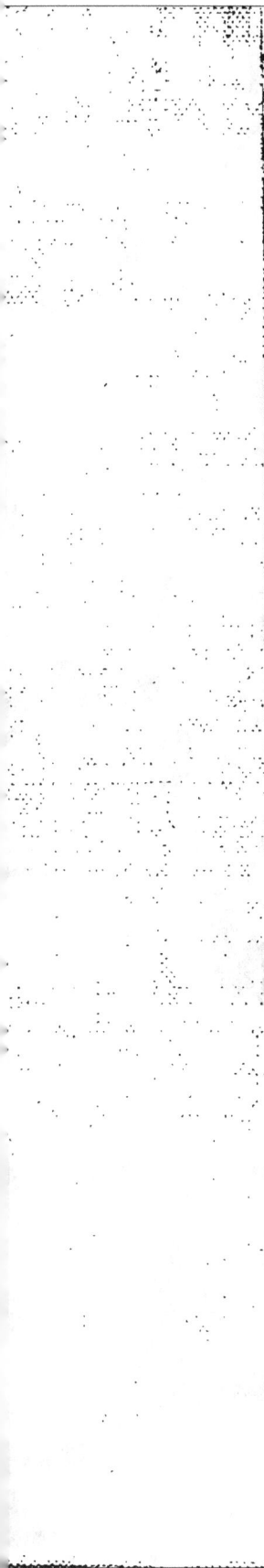

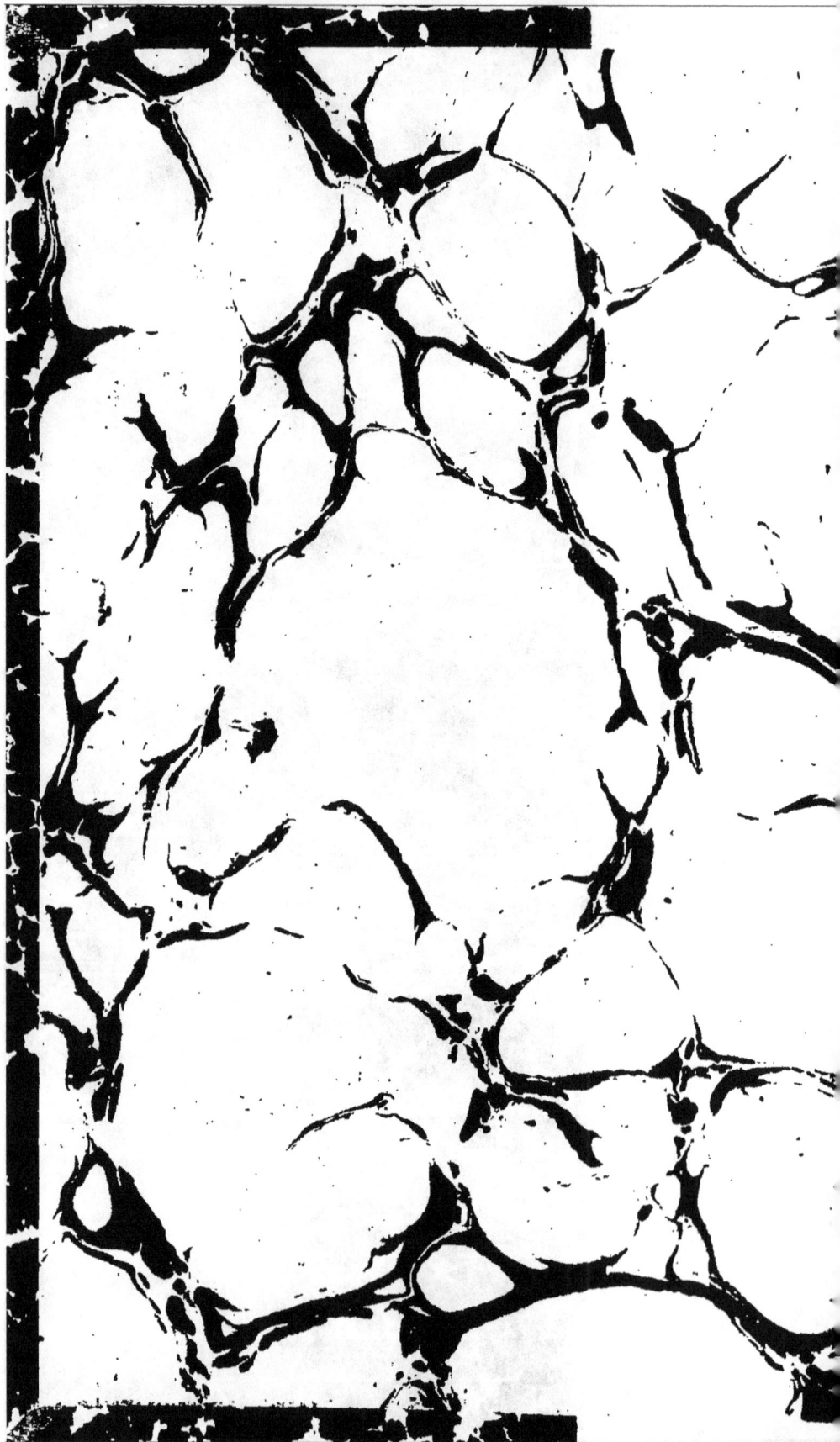

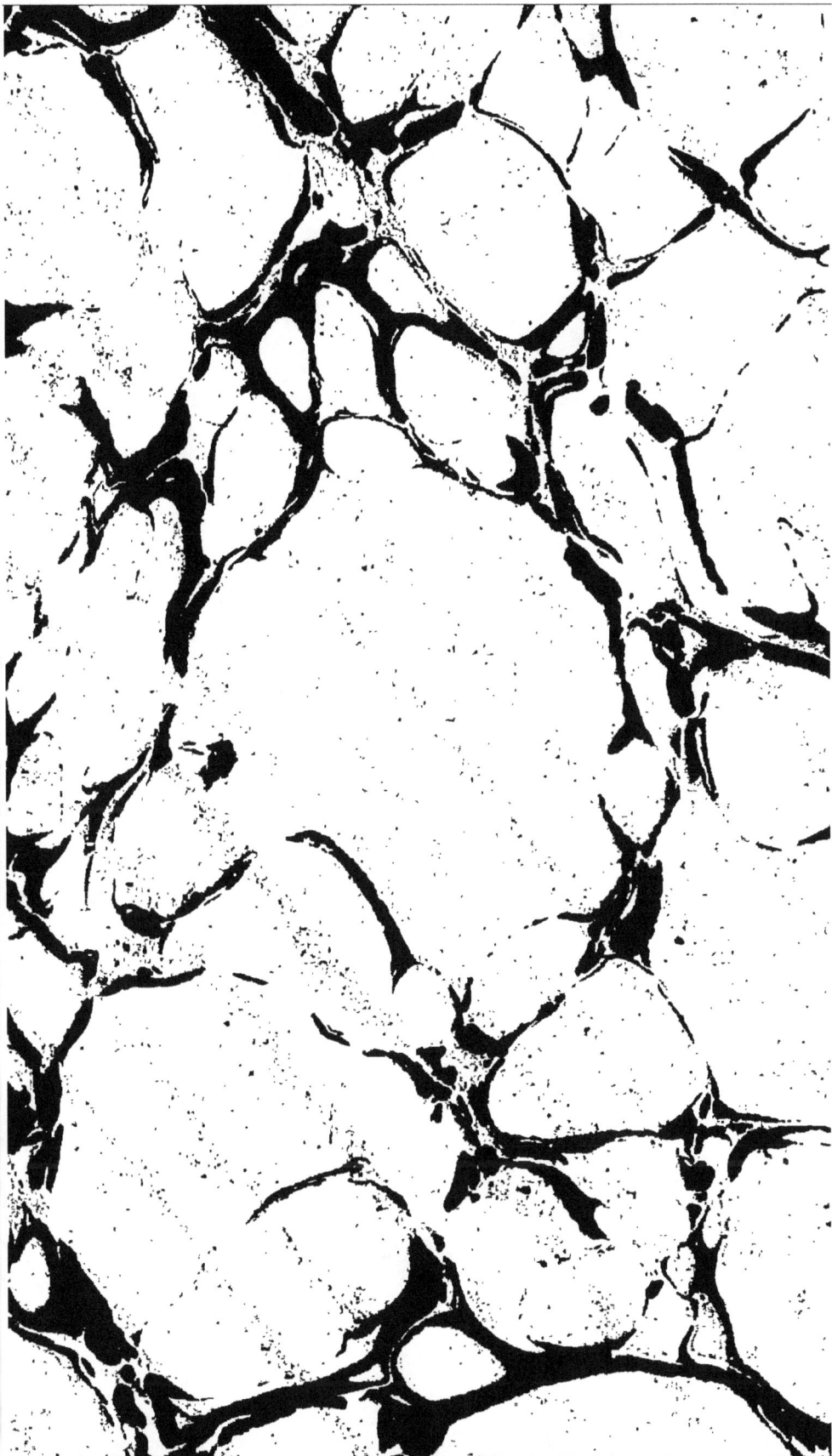

BOULANGER

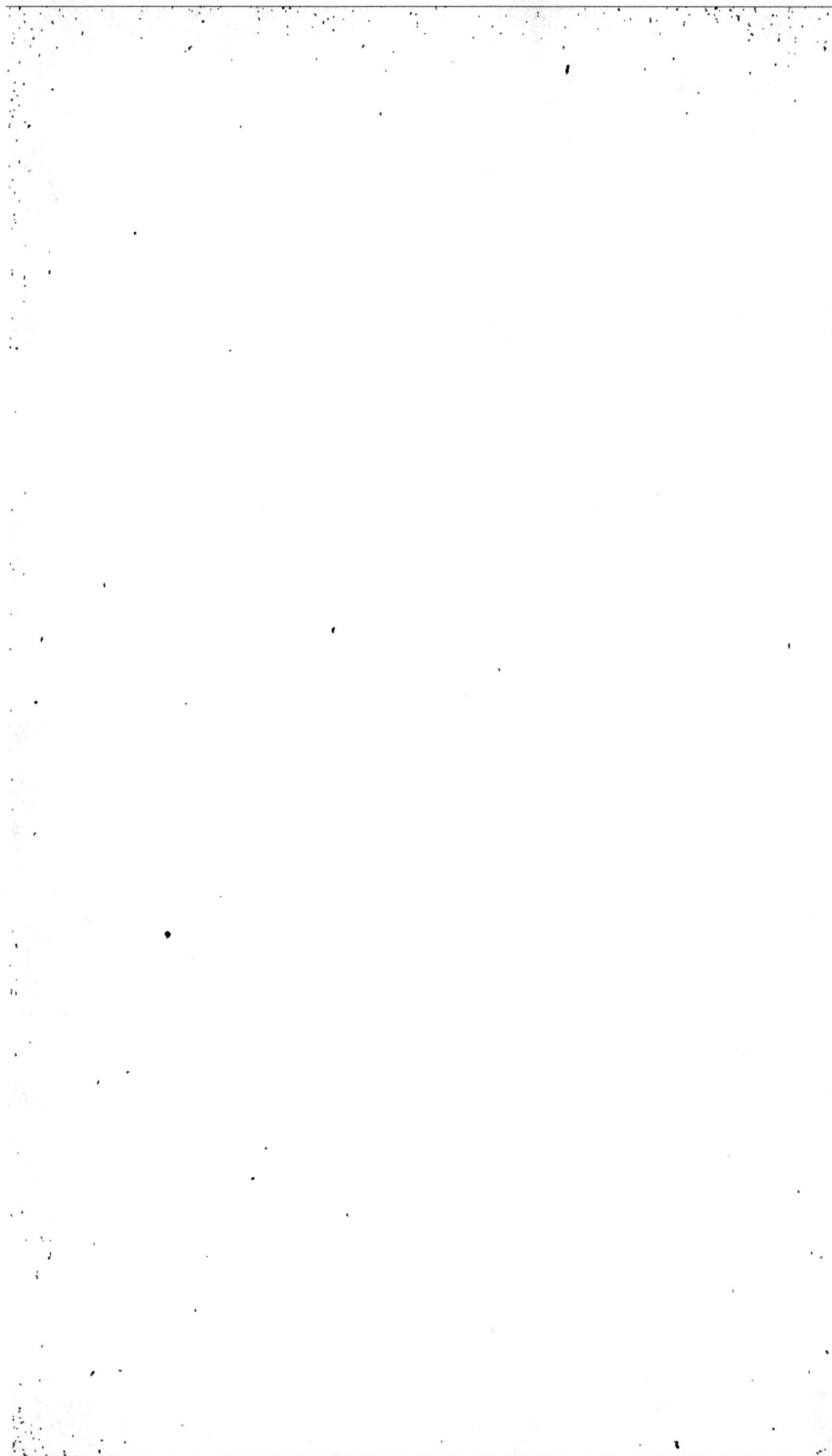

LE

Bouddhisme

éclectique

EXPOSÉ DE QUELQUES-UNS DES PRINCIPES

DE L'ÉCOLE

PAR

LÉON DE ROSNY

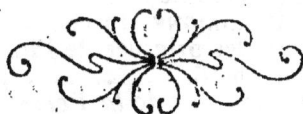

PARIS

ERNEST LEROUX, ÉDITEUR

28, RUE BONAPARTE, 28

1894

LE

BOUDDHISME ÉCLECTIQUE

31953

a

BIBLIOTHÈQUE ORIENTALE ELZÉVIRIENNE

LXVIII

INTRODUCTION

AU

VÉHICULE DE LA CONNAISSANCE

LE

Bouddhisme

éclectique

EXPOSÉ DE QUELQUES-UNS DES PRINCIPES

DE L'ÉCOLE

PAR

LÉON DE ROSNY

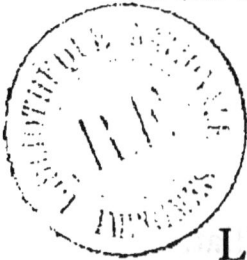

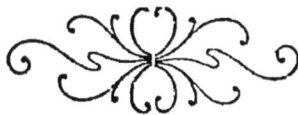

PARIS

ERNEST LEROUX, ÉDITEUR

28, RUE BONAPARTE, 28

—

1894

Qui habet aures audiendi, audiat.

Évangile de St-Luc, xiv, 35.

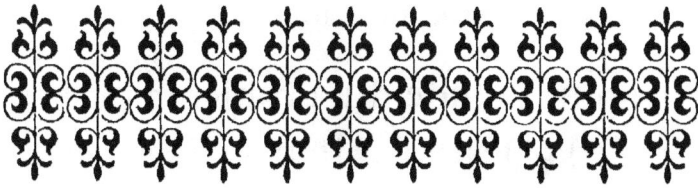

INTRODUCTION

Pendant les longues veilles que j'ai consacrées à la préparation de mes conférences à l'École des Hautes-Études, il m'est arrivé maintes fois de consigner par écrit des réflexions qui m'étaient suggérées par la lecture des ouvrages philosophiques et religieux de l'Asie Orientale. A un moment donné, j'ai cru voir, en classant ces réflexions, que leur ensemble formait une sorte de résumé éclectique des meilleures doctrines de la vieille Asie et qu'il était possible d'en tirer

parti pour l'étude du problème de la
Vie et de la Destinée. Je n'avais cependant pas l'intention de livrer à la
publicité des notes qui n'avaient été
recueillies que pour faciliter la conti-
nuation de mes études. J'ai dû consentir à les faire paraître sur l'insis-
tance affectueuse d'un grand nombre
de mes auditeurs qui, en dehors de
l'enseignement historique donné à la
Sorbonne, se montraient désireux
d'apprendre ce que le Bouddhisme
surtout peut nous offrir, non seulement pour envisager sous un jour
favorable la question si obscure de
nos origines et de nos fins, mais
encore pour déterminer la règle morale et intellectuelle de notre conduite
ici-bas.

Tel qu'il est, ce recueil de pensées
éparses pourra donner lieu, je l'espère,
à des méditations fructueuses. Je tiens

néanmoins à déclarer que je ne le considère ni comme un aperçu général
du Bouddhisme indien ni comme
un résumé de mes théories person-
nelles. Il ne faut y voir qu'une sorte
d'introduction à des connaissances
plus complètes, plus synthétiques et
plus définitives.

On sera tout naturellement conduit
à se demander si du moins le contenu
de ce petit volume appartient en réalité à la doctrine bouddhique. Je
répondrai : oui et non.— Non, certainement, si l'on compte n'y rencontrer
que des préceptes copiés d'une manière servile dans les livres cano-
niques de l'Inde, de la Chine ou du
Kamtchatka. — Oui, si l'on ne se
préoccupe que de la substance qu'on
peut tirer du Bouddhisme, tel qu'il
résulte du travail des âges et des
transformations que les progrès de la

a

critique ont rendues nécessaires dans
ses théories. Tant qu'on s'est borné à
faire paraître de pures traductions
d'ouvrages bouddhiques, l'enseignement de Çâkya-mouni n'a guère intéressé que les érudits de profession.
Et si cet enseignement, depuis quatre
à cinq ans tout au plus, a trouvé,
tant en Europe qu'en Amérique, des
admirateurs enthousiastes, il ne faut
pas hésiter à reconnaître que c'est à
cause de l'assimilation dont il a été
l'objet avec un certain courant d'idées
en faveur dans le monde occidental.
Toutes les choses humaines se modifient avec le temps et se transforment : d'après le dogme brahmanique,
le principe dirigeant de l'univers
n'échappe pas lui-même à la nécessité
de la transformation, puisque Dieu
est la vie, le mouvement et la liberté.
On ne doit donc pas être surpris

que le Bouddhisne, lui aussi, subisse
la loi commune. Le danger, pour les
religions, n'est pas qu'elles se modifient et se transforment : il est seulement à craindre pour elles que la transformation n'ait pas lieu à l'heure vou-
lue et que, trop tardive, la conscience
publique ne les précipite dans le dis-
crédit, prélude de leur fin prochaine.

I

L'hypothèse la plus gigantesque
qu'ait jamais formulé l'esprit humain
est très probablement l'idée de Dieu.
Quelques savants ont prétendu qu'elle
n'existait pas dans le Bouddhisme.
J'ai toujours soutenu le contraire,
avec la conviction profonde d'être
dans le vrai. Le reproche d'athéisme
adressé à Çàkya-mouni ne repose

d'ailleurs que sur des malentendus engendrés par cet ennemi formidable de la paix parmi les hommes, de cet ennemi qui est le seul au monde pour lequel je professe une haine implacable, « la logomachie ». J'ai connu plusieurs penseurs de mérite qui se prétendaient athées, notamment le célèbre auteur de *Force et Matière*, le professeur Louis Büchner, de Darmstadt. Après quelques heures d'entretien avec eux, je me suis assuré qu'ils étaient infiniment plus déistes qu'une foule d'hommes qui proclament bien haut leur croyance en Dieu. Et si par hasard, je les ai vu faiblir, faire des pas de recul dans leurs aveux, c'est parce qu'ils étaient victimes d'une solidarité fâcheuse avec les étiquettes inscrites parfois un peu imprudemment sur leur bannière.

J'ai la mauvaise habitude de

demander, lorsqu'on s'engage sur le terrain de la philosophie, de ne pas faire usage de mots techniques sans établir vingt fois plutôt qu'une la signification qu'on y attache ; et cela surtout parce qu'en matière spéculative, il arrive souvent que chaque penseur comprend les termes qu'il emploie d'une façon absolument personnelle. J'avoue que, dans bien des cas, l'embarras est extrême. Quand on veut traiter de la « science idéale », on est sans cesse exposé à parler de choses inconnues et sur lesquelles il est par conséquent fort difficile de fournir un aperçu tant soit peu lucide. Il en est très certainement ainsi, lorsqu'on s'aventure à toucher à l'idée de Dieu.

On ne définit pas l'indéfini. C'est donc à tort que, non seulement les religions, mais les philosophies ont

jugé à propos de fournir une définition de Dieu. Il est vrai que du moment où le mot « Dieu » est sans
cesse employé par les hommes, il y a
des motifs pour vouloir indiquer ce
qu'il signifie ; et d'ailleurs ce mot
n'est pas le seul, dans le langage de
la science dite métaphysique, dont
nous nous servons sans trop savoir ce
qu'il veut dire. Si donc une explication
de ce terme est jugée nécessaire, il faut
tâcher du moins qu'elle soit quelque
peu logique et rationnelle ; il faut en
outre et surtout ne pas oublier que
l'explication qu'on en donnera est de
celles qui doivent être d'âge en âge
élargies, sinon modifiées de fond en
comble, au fur et à mesure des progrès de l'aperception humaine.

Le principal défaut des définitions
de Dieu, et celui contre lequel le philosophe doit faire tout son possible

pour réagir, est d'avoir un caractère anthopomorphique, ou, en d'autres termes, de nous dépeindre Dieu à notre image et de le mesurer avec notre mètre. Le philosophe chinois Lao-tse est certainement un des penseurs qui ont le mieux compris l'écueil, quand il a dit : « Le Dieu qu'on peut définir n'est pas le Dieu véritable. » Seulement il est loisible de prétendre qu'en s'exprimant de la sorte il a éludé la difficulté au lieu de la résoudre ou du moins de l'éclaircir. Toutefois, en s'inspirant de sa prudence, il y a peut-être moyen d'approcher du but à atteindre.

Si l'on peut pardonner aux peuples primitifs d'avoir imaginé des dieux sous une forme humaine, d'avoir fait plus encore, de les avoir affublés de leur costume national; si nous pouvons comprendre à la rigueur que

des procédés de ce genre aient été à
la mode chez les nations chrétiennes
du moyen âge, les progrès de la pensée ne permettent pas qu'on procède
indéfiniment de la sorte. L'antiquité
d'ailleurs avait déjà compris combien
était défectueuse et inefficace cette
manière de représenter la Loi suprême de l'univers; et c'est pour ce
motif que maintes fois elle a rem-
placé les images plastiques de la divinité par des symboles. Les symboles
étaient sans doute un progrès, mais
un progrès dangereux : ils ne devaient
pas éviter suffisamment la matériali-
sation d'une idée qui a tout à perdre
à être matérialisée, aussi longtemps
du moins que nous resterons sous
l'empire de l'idée hellénique —, au-
cuns disaient égyptienne —, suivant
laquelle il existe un abîme entre ce
qu'on nomme l'*esprit* et la *matière*.

Plusieurs graves considérations se présentent au moment où nous entreprenons la tâche audacieuse de tenter une définition de Dieu.

Tout d'abord nous devons réfléchir à l'inconvénient qu'il peut y avoir de placer Dieu en dehors de la nature, du moment où par Nature nous entendons, comme il faut le faire en philosophie, le Grand-Tout. En dehors de tout, le bon sens le plus rudimentaire nous enseigne qu'il n'y a rien. Et comme la Nature est une chaîne sans solution de continuité (*natura non facit saltus*), Dieu est nécessairement un anneau de cette chaîne, ou, ce qui est plus exact, l'anneau suprême et final, lequel résume en lui tous les autres. En me servant des mots « anneau suprême et final », j'entends laisser de côté le problème de l'Infini, sans rien dire toutefois qui lui puisse être attentatoire. La notion de l'Infini exclue la donnée de commencement et de fin dont nous avons sans cesse la tendance de nous servir pour rendre palpables nos raisonnements : elle est, dans une large mesure en dehors du cadre de nos concepts, mais on peut l'y faire rentrer d'une manière suffisante pour nous permettre de poursuivre avec fruit celle de nos investigations qui sont légitimes dans la sphère évolutrice de notre existence actuelle. La formule suivant laquelle Dieu résume tous les anneaux de ce que nous appelons la chaîne continue de la Nature est du reste favorable à la culture de ce que j'ai dénommé la *conception suffisante*, puisqu'elle ramène toutes les manifestations de l'univers dans l'unité sans durée et sans étendue.

Mais si Dieu n'est pas en dehors de la Nature et si, pour nous faciliter les moyens de donner une forme verbale à une idée abstraite, nous imaginons une chaîne continue dans la Nature, il n'en résulte pas que Dieu doive être considéré comme un anneau quelque peu voisin de celui de l'homme, bien que l'homme soit sur notre planète l'être le plus perfectionné. Le tort est de rapprocher presque toujours à la légère son anneau du nôtre. Comme l'a fort bien dit Carnot [1], il convient à l'homme de se contenter d'une situation plus modeste. Les grandes religions l'ont compris ; et c'est pour cela que nous voyons figurer dans le monde extraterrestre des Bouddhistes toute une

1. Voy. *Bulletin de la Société d'Ethnographie*, seconde série, 1888 t. II, p. 60.

hiérarchie de dêvas, et dans celui des chrétiens des anges, des archanges, des trônes, des dominations et toute une armée céleste.

Cette hiérarchie d'êtres hypothétiques, si elle répond à une conception indispensable pour maintenir la logique dans un système de l'univers, a cependant un défaut. Ce défaut, véniel au fond, est plus grave qu'on ne le croit d'habitude, par ce fait que l'homme attribue facilement une forme concrète aux idées abstraites, une forme définie à des choses qui appartiennent à l'ordre des choses indéfinies, une forme connue à ce qui échappe encore pour nous au domaine du cognoscible. Vouloir caractériser les êtres qui nous séparent de l'Être suprême et dont nous n'avons aucune connaissance positive, les classer et les numéroter, sont des

naïvetés puériles dont les religions
n'ont pas assez prévu, ce me semble, les inconvénients et les écueils.

En tout cas, la philosophie n'a
point à se préoccuper de pareilles
questions. En revanche, il lui est
licite de rechercher dans quelle mesure l'invention de ces êtres imagi-
naires placés au-dessus de l'homme
a été utile et d'apprécier si cette
invention facilite l'intelligence du
schèma final, synthétique et absolu
auquel on a donné le nom de « Dieu ».

Les pères de l'Église ont vu, dans
les anges, les uns des êtres revêtus
d'un corps très subtil [1], les autres des
êtres purement spirituels [2]. D'après
les Bouddhistes, les dêvas des divers

1. Tertulien, Origène, Saint Clément d'Alexan-
drie, etc.

2. Saint Basile, Saint Athanase, Saint Cyrille,
Saint Jean Chrysostome, etc.

ordres habitent le monde céleste
supérieur, quelquefois même notre
terre où ils sont considérés comme
l'âme des arbres, des rochers ou des
éléments [1].

Ces définitions, si tant est qu'on les
ait jugées satisfaisantes aux époques
rudimentaires du développement de
l'humanité, ne nous conviennent plus
aujourd'hui. Elles ont toutes le défaut
non pas seulement de nous conduire
à anthropomorphiser Dieu, mais de le
rattacher d'une manière trop étroite
au système de notre planète, comme
s'il n'en existait pas d'autre sur l'em-
pyrée et comme s'il n'était pas impru-
dent, pour ne pas dire absurde, de

1. Les dévas, suivant la doctrine de Çâkya-
mouni, sont non seulement très inférieurs aux
bouddhas et aux rahats, mais même aux simples
religieux qui observent les préceptes de la Loi
(Spence Hardy, *A Manuel of Buddhism*, p. 36).

croire que les myriades de mondes
célestes n'existent que pour le service
exclusif de ce grain de sable sur
lequel se meut la fourmillière humaine. Je juge légitime de se prononcer à cet égard d'une façon encore plus
catégorique. De quel droit, en effet,
et par suite de quel raisonnement
nous permettons-nous de limiter le
domaine de l'inconnu à notre système
planétaire et même à une foule d'autres
systèmes probables dans lesquels le
nôtre ne compte guère plus qu'au
titre des petits satellites connus aujourd'hui? N'avons-nous pas un sentiment vague mais très légitime que tous
les systèmes solaires imaginables ne
doivent être que des microcosmes en
quelque sorte perdus dans l'immensité du Grand-Tout, et que dans le
Grand-Tout il y a bien autre chose
que des systèmes solaires? Ce que

nous considérons comme l'immensité est très probablement un rien à côté de tout ce qui existe, et l'idée même des vastitudes sans fin qui nous terrifie est sans doute une bien faible aperception de ce que doit être le macrocosme divin.

Je me propose de revenir ailleurs, avec d'amples développements, sur cette manière d'envisager la notion de Dieu et sur la mesure dans laquelle *il convient* de nous préoccuper de cette notion. Il ne faut pas oublier que le Bouddhisme a cru devoir reléguer sur un plan très lointain la recherche ambitieuse du mot suprême de la Nature, et que l'un des mérites de cette philosophie a été d'apprendre aux hommes qu'ils doivent travailler à leur rectification morale avant de songer à une énigme dont une curiosité enfantine, coupable peut-être, nous invite seule à découvrir prématurément la signification.

II

La Recherche est sans doute une tâche glorieuse et nous éprouvons le besoin de l'accomplir; mais une voix secrète, éloquente, persuasive, nous dit, dans notre for intérieur, que la pratique de l'Amour, c'est-à-dire de l'altruisme, prime la Recherche, comme la Foi fondée sur la Révélation intime est au-dessus de la Raison *(Fides est supra rationem)*. Rien de plus naturel sans doute que l'être sensible soit désireux de connaître le mot explicatif de sa fin et de sa destinée, qu'il veuille savoir s'il lui est réservé d'acquérir la certitude que sa vie a un but et que ce but peut être atteint. Si la

vie n'est qu'un accident sans continuité et sans sanction, la morale n'est
guère plus qu'une duperie. Les hommes sont dès lors de deux classes : les
malins et les naïfs, pour ne pas dire
les imbéciles. Les malins sont ceux
qui savent pratiquer avec bénéfice les
principes de la concurrence vitale et
s'assurer, sans encourir de châtiment, la plus haute somme possible
de jouissances aux dépens de leurs
semblables. Les naïfs sont ceux qui
se laissent bercer par les exploiteurs,
par les marchands d'indulgences, et
qui abandonnent, en échange d'un
plat de chimères, la part de satisfaction sur laquelle ils pourraient mettre
main basse.

Cette façon de comprendre les
choses serait certainement la plus positive, la plus pratique, si dans notre
conscience de solennelles protestations

n'arrivaient à se produire et à nous affirmer qu'elle est trompeuse, mensongère, en tout point grosse d'illusions et de périls. Le bonheur dont nous pouvons jouir en foulant aux pieds les revendications de notre nature idéale est-il réellement le bonheur, dure-t-il quelque peu et vaut-il la peine qu'il nous en a coûté pour l'acquérir? S'il n'existe rien au delà, la satisfaction obtenue par ce système aura été bien maigre en somme, parfois même moins que rien, puisqu'elle aura sans cesse été troublée par les caprices du hasard et bientôt empoisonnée par le remords. Et s'il existe un lendemain de la vie, est-il admissible que nous n'ayons pas à subir les conséquences d'une conduite en révolte flagrante avec les injonctions d'une force morale dont l'existence en nous n'est pas plus douteuse que le

fait de notre existence et de notre
individualité.

Ce lendemain de la vie existe-il réellement? Voilà toute la question. A
cette question, il faut répondre que la
certitude impétrable ne saurait être ce
qu'on appelle abusivement la *certitude
absolue,* mais une *certitude suffisante*
pour que notre évolution puisse se
continuer avec confiance. Le fait
d'avoir la certitude d'une félicité
éternelle après la mort, et cela au
prix dérisoire de quelques pratiques
religieuses d'ordinaire assez com-
modes, non seulement rabaisserait la
valeur morale, mais il révolterait les
consciences honnêtes : il diminuerait
en outre notre besoin de la recherche
et du travail.

Pour calmer nos inquiétudes, il doit
nous suffire de savoir que la Raison,
et non pas l'Insanité ou le Désordre,

préside au mouvement transformiste
sans cesse en activité dans l'univers.
La Raison directrice de la Nature
non seulement ne saurait se con-
tredire au point de défaire sans cesse
son œuvre, mais elle ne peut être et
subsister elle-même qu'à la condition
d'en poursuivre le parfait accomplissement. Les hommes se sont longtemps contentés de la promesse que
leur ont faite certaines religions, l'is-
lamisme par exemple, d'obtenir, dans
un paradis imaginaire, des jouissances du même genre que celles de
ce monde. N'ont-ils pas lieu de pré-
férer la conviction que ces jouissances
doivent avoir un caractère de beaucoup supérieur à ce que la faiblesse
actuelle de nos concepts peut nous
fournir les moyens d'imaginer ?

Lorsqu'on attribue au Bouddhisme
la pensée que la suprême espérance

des êtres doit se réduire à une sorte
d'anéantissement dans le Grand-
Tout, analogue au sort de la goutte
d'eau qui tombe dans l'Océan, on
fausse odieusement les principes philosophiques de Çâkya-mouni. Rien
de ce qui est digne de vivre éternellement, ou en d'autres termes aucune
parcelle de la substance divine, ne
saurait être détruite. La Loi rationnelle de la Nature nous a doué de
la faculté de la sélection, parce que le
travail résultant des efforts volontaires était seul digne de s'associer à
l'œuvre du Devenir ; elle n'a pas
voulu que l'être libre et sensible
puisse triompher sans péril. Le
triomphe, notre conscience nous dit
qu'il doit être obtenu sur nous-même.
A mesure que nos énergies intérieures se développent, nous aperce-
vons d'une manière de plus en plus

distincte, de plus en plus évidente, l'ennemi qu'il faut vaincre. C'est cet ennemi qu'il faut anéantir en soi, pour atteindre à l'état d'émancipation suprême désigné en langage bouddhique sous le nom de *nirvâna*.

Si le Bouddhisme bien compris est absolument étranger à l'idée grossière d'anéantissement qu'on a eu tort de lui attribuer, on peut dire en revanche qu'il condamne d'une façon formelle la misérable et odieuse doctrine de l'étranglement pour la vie (*struggle for life*), qui n'aboutit pas même à nous garantir les jouissances qu'elle nous incite à convoiter. Si nous rencontrons de loin en loin sur notre route ici-bas quelques joies aussi douteuses que stériles et éphémères, à chaque pas se dresse sur notre chemin, comme une harpie insatiable et nauséabonde, le terrible fléau de

la Souffrance. La tradition rapporte que le Tathâgata, après avoir
longuement réfléchi, a découvert
le moyen d'échapper à ce fléau.
Fécondée par le travail de l'esprit
chrétien, la découverte du Bouddha
a acquis dans ces dernières années
une portée religieuse gigantesque qui
impose le respect et nous apprend à
haïr nos instincts personnels et
égoïstes. Aujourd'hui, il ne s'agit
plus seulement « d'échapper » à la
Souffrance : la Souffrance existe,
donc la Souffrance a sa raison d'être ;
c'est à nous de savoir en tirer
parti. Et ne fut-elle qu'un puissant
aiguillon pour nous arracher à nos
lassitudes morales et nous conduire
à la conquête de l'inconnu, que nous
ne serions pas en droit d'en condamner, d'en maudire l'invention.
Le néo-bouddhisme, le bouddhisme

chrétien ne cherche pas plus à détourner de la Souffrance que les
premiers adeptes de Jésus n'essa-
yaient de se soustraire au martyre.
L'École de la Souffrance est la plus
haute et la plus féconde des écoles
philosophiques et religieuses. Heureux ceux qui, dans leur vie, ont eu
à supporter la faim et la soif, la pauvreté et les affronts! Heureux ceux
qui ont beaucoup souffert !

Mais comment résister aux assauts
incessants de la Souffrance et à l'orage
des passions qui tourbillonne sans
cesse autour de nous ? Comment
expliquer et justifier à l'époque actuelle un retour subit et manifeste des
esprits supérieurs à la pensée religieuse, alors qu'ils l'avaient laissé
déchoir pour s'abandonner, aporé-
tiques et indifférents, au désir de
la jouissance immédiate et à la

pratique du sauve qui peut égoïste ?

Le Bouddhisme, le grand Bouddhisme, nous enseigne que nous pouvons triompher de tous les obstacles
par la Recherche méditative accomplie simultanément avec la Rectification morale. Les nécessités de
l'ordre systématique de l'univers sont
une garantie suffisante pour nous
convaincre qu'aucun acte généreux,
aucun bon vouloir désintéressé ne
se produira en pure perte. Une récompense légitime, une récompense qui
exclue toute idée basse et mercenaire,
— celle de vivre de la vie du Grand-
Tout, après avoir contribué à l'accomplissement de la Loi divine, — il
dépend de nous de l'obtenir avec
toutes ses conséquences, plus large et
plus belle que la pléthore de l'imagination ne saurait la concevoir. L'enseignement de Çàkya-mouni et celui

de Jésus, ramenés à leur caractère primitif et dégagés de tous les accessoires dangereux dont l'ignorance et les ambitions mesquines les ont rendus solidaires, ont indiqué au monde une seule et même voie pour le salut des êtres : la voie de la Connaissance acquise par l'Amour des créatures et par le travail incessant de la Rectification intime.

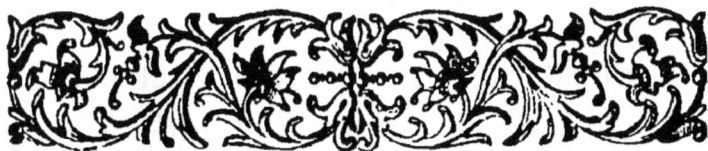

LA DOCTRINE

DU

BOUDDHISME ÉCLECTIQUE

~~~~~~

DÉFINITION

L'École du Bouddhisme éclectique emploie le mot *Bouddhisme* dans le sens étymologique du mot indien dont il est tiré. C'est la recherche de la *Connaissance* qui peut être obtenue par la Rectification de soi-même et le Travail de la pensée.

Par *Éclectisme*, elle entend la sélection méthodique et la synthèse de toutes

les manifestations intellectuelles et morales qui sont de nature à aboutir à la
solution du grand problème de la vie et
de la destinée.

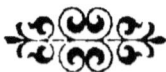

DÉCLARATION FONDAMENTALE

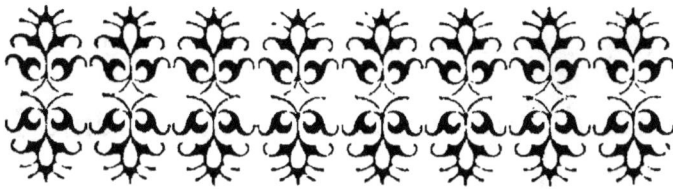

DÉCLARATION FONDAMENTALE

1. Il existe ou il n'existe pas une Loi rationnelle et directrice de la Nature.

2. Si cette loi n'existe pas, tout raisonnement est chimérique et toute connaissance illusoire.

3. L'étude de la Nature et l'usage de nos facultés pensantes nous affirment également l'existence de cette Loi.

4. Cette Loi est parfaite, mais dans les conditions nécessaires au Devenir, sans lequel la Perfection absolue serait impossible.

5. Du moment où la Loi est parfaite dans les conditions du Devenir, la Desti-

née de tous les êtres est la suprême Perfection.

6. Les Êtres étant imparfaits mais per-
fectibles, et leur fin étant la Perfection,
ils ont vertuellement en eux les moyens
d'atteindre à la Perfection.

7. Les moyens pour atteindre la Perfection leur sont enseignés par leur
organisation intime, pourvu qu'ils soient
fermement résolus à mettre en œuvre les
forces de cette organisation intime, à
augmenter sans cesse leur puissance par
la rectification et par le travail, et à ne
jamais les laisser s'amoindrir par l'effet
de la lassitude morale et intellectuelle.

Cherchez, et vous trouverez !

JÉSUS DE NAZARETH.

PRÉLIMINAIRES

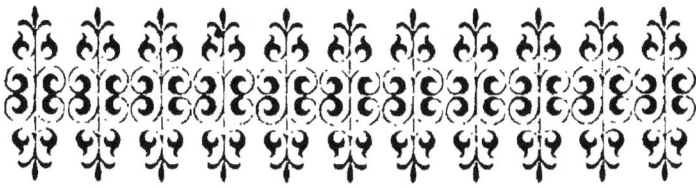

PRÉLIMINAIRES

I

NÉCESSITÉ DE LA RELIGION ET DU POSITIVISME

1. — L'être fini se laisse facilement entraîner vers le mal : il a besoin d'un frein pour arrêter ses entraînements coupables, d'un aiguillon pour le pousser vers le bien, d'un phare pour lui rappeler sans cesse le but vers lequel il doit tendre.

Ce frein, cet aiguillon, ce phare, il ne peut les trouver ailleurs que dans la soumission à une loi morale exclusive de tout sentiment égoïste. Cette loi morale est la Religion.

2. — Le fait qu'on abuse parfois de la Raison n'est pas un motif suffisant pour abandonner la Raison : la Raison reste pure et immaculée en dépit de tous les abus qu'on peut en faire; elle continue et continuera éternellement à planer au-dessus des zones les plus hautes de la Nature universelle.

Le fait qu'on a abusé de la Religion pour répandre parmi les hommes des haines, des erreurs et des mensonges n'est pas un motif suffisant pour condamner la Religion : l'idée religieuse est indissolublement unie à l'œuvre du progrès et du Devenir.

3. — Mais, pour conserver ses prérogatives sur la direction morale des hommes, pour maintenir ses droits à commander à leur conscience et à lui imposer des règles sévères et intransigeantes, il faut qu'elle soit absolument conforme à la vérité, absolument positive.

4. — Tout ce qui est en désaccord avec la Connaissance, en contradiction avec les verdicts du Raisonnement conscientiel n'est point une formule de la Religion [1].

Si la parole religieuse paraît avoir enregistré une formule fausse, la parole religieuse doit être interprétée par toutes les ressources de l'exégèse, parce que la parole religieuse ne peut être une parole d'erreur.

5. — La parole religieuse ne peut être une parole d'erreur parce que, dans les conditions originelles où se produit la parole religieuse, elle ne peut être fausse d'esprit. L'imperfection du langage a seule pu la rendre en apparence erronée par la forme.

---

1. « Ne croyez à rien qu'à ce qui vous est imposé par votre propre conscience; mais à ce qui vous est imposé par votre conscience, conformez votre vie de la façon la plus sévère, et la plus intransigeante » (cf. *Mahaparinirvâna sûtra*; Foucaux, *Le Bouddhisme au Tibet*, p. 5).

6. — La véritable religion est nécessairement positive, parce qu'une religion véritable ne peut-être entachée d'erreur.

Le véritable positivisme est nécessairement religieux, parce que la vérité ne saurait divorcer avec la morale, avec le strict accomplissement du devoir.

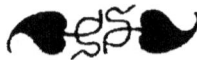

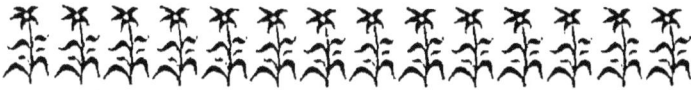

II

LE DOGME ET L'ENSEIGNEMENT MORAL

1. — Lorsque l'homme de pensée a conscience d'avoir acquis une certitude, rien de plus légitime qu'il énonce hautement cette certitude. Il n'est donc pas étonnant que les religions aient formulé des dogmes.

S'il est établi qu'un dogme est la résultante d'une intuition plénière, rien ne s'oppose à ce que, dans le langage religieux, on lui attribue une source divine ; mais il faut que l'intuition plénière soit réelle, et la difficulté d'établir sa réalité rend presque toujours son acceptation embarrassante pour l'esprit positif.

2. — L'esprit positif, ne devant rien
admettre qui ne soit démontré, hésite en
conséquence lorsqu'il s'agit d'accepter
un dogme. Cette hésitation respectable
n'est pas un motif pour qu'il repousse
indistinctement et d'une façon absolue
toute formule dogmatique.

3. — Il est des axiomes qu'aucun penseur ne se fait scrupule d'admettre. Certains dogmes peuvent être considérés
comme des axiomes nécessaires. Quant
aux autres, la sagesse veut sans doute
qu'on ne se hâte pas trop de les discuter,
afin de se soustraire à l'inconvénient qu'il
y aurait parfois à prononcer leur con-
damnation.

4.— L'établissement solide d'un dogme
est un des résultats les plus considérables
que puisse obtenir l'enseignement religieux. En effet, ce ne sont guère que sur
les bases de l'Intuition plénière et de la
Révélation intime que peuvent être po-
sés et résolus, plus ou moins complètement, les problèmes de la vie et de la

destinée. Mais comme ces bases sont de
leur nature essentiellement mouvantes
et douteuses, il est sage de ne pas s'y
appuyer à la légère, et de chercher s'il
n'existe pas, dans la culture de la Religion, des assises plus faciles à utiliser et
d'une solidité plus certaine ou moins dis-
cutable.

5. — La morale religieuse, quelque
difficile qu'il soit souvent de la séparer
du dogme, peut fournir néanmoins, dans
la pratique, les assises durables sur
lesquelles il est possible de construire
peu à peu l'édifice du dogme ou, pour
employer une expression meilleure en
philosophie, l'édifice de la Connaissance.

6. — De tous les dogmes religieux, de
tous les axiomes philosophiques, le plus
indispensable pour ouvrir la voie de la
Connaissance, est celui qui enseigne que
notre puissance investigatrice et percep-
tive des lois de l'univers s'accroît, en
raison directe de la somme plus ou moins
grande d'empire que nous avons su

prendre sur nous-mêmes, de rectification
que nous avons opéré dans notre condition morale et enfin d'amoindrissement
que nous avons provoqué dans les manifestations de l'instinct égoïste qui constitue notre personnalité.

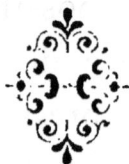

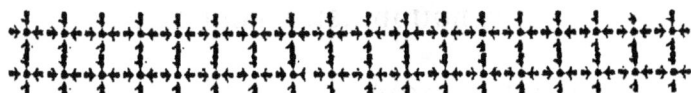

III

LA VOIE DE LA CONNAISSANCE

1. — L'être qui développe en lui d'une façon continue les forces de la Réaction conscientielle, a déjà acquis la certitude qu'il peut aboutir à la Connaissance ; mais il ne se dissimule pas la longueur de la route qu'il lui faut suivre pour y atteindre. Il ne désespère pas un seul instant d'arriver au but, parce qu'il a en lui le sentiment profond de posséder les moyens d'abréger la distance qui l'en éloigne et de ne jamais rétrograder.

2. — Sur le parcours de la voie de la Connaissance, il peut arriver à l'être de

défaillir un moment. Quelque grave que soit sa défaillance, il a la certitude qu'il lui sera possible d'en triompher. La loi suprême de la Nature n'a pu vouloir que des êtres, sortis de son sein et qui sont ses enfants, ne puissent jamais retourner dans les bras de leur mère. Tous sont appelés, tous seront élus.

3. — Pour être comprises des masses, les religions ont promis à l'homme qui aurait accompli sa mission, une félicité éternelle.

L'idée que nous pouvons nous former de la fécilité éternelle ne peut devenir claire, complète et significative pour l'être, tant qu'il n'a pas abouti à la Connaissance. Il en est de même de l'idée de Dieu qui demeure pour nous vague et même mensongère tant que nous restons aux prises avec la concurrence vitale et l'intérêt égoïste.

4. — La justice absolue ne saurait admettre que le bien ou le mal, accompli pendant une courte existence, puisse

motiver pour les êtres une félicité ou des souffrances éternelles [1]. La condition finale des êtres ne peut être acquise que lorsqu'ils auront parcouru les sphères successives d'émancipation qui doivent les rendre dignes de fournir des rouages parfaits à la grande machine universelle.

5. — Les progrès sur la voie de la Connaissance peuvent être obtenus par deux moyens : la Charité et l'Étude. Mais comme l'étude des lois du Devenir n'est possible que pour les êtres qui ont développé en eux le culte de la Charité, les deux moyens sont solidaires et corrélatifs.

Amour et Travail ne sont deux coefficients essentiels du principe de la Connaissance qu'à la condition de se compléter l'un et l'autre, de se confondre en quelque sorte, de devenir une seule et même chose. Jusqu'à leur complète unifi-

1. Voy. Olcott, *Catéchisme Bouddhique*, 32ᵉ édition, p. 61.

cation, l'Amour n'est qu'un véhicule à l'aide duquel l'être peut obtenir la Connaissance, mais l'Amour n'est pas la Connaissance elle-même [1].

1. *La Morale bouddhique,* p. 11.

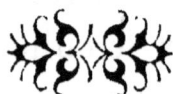

PRINCIPES

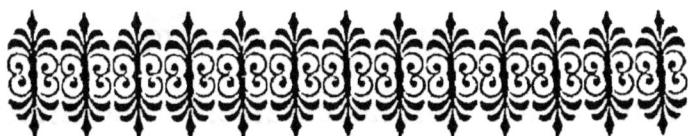

LES

PRINCIPES ET LES MOYENS

───

PREMIÈRE SECTION

───

AXIOMES ET HYPOTHÈSES

I

LA LOGIQUE DANS LA NATURE UNIVERSELLE

1. — L'être qui veut arriver à la Connaissance et faire usage de sa Raison pour contrôler les concepts dont il a trouvé le point de départ dans les forces intuitives de son organisme moral et

intellectuel, doit nécessairement admettre comme un axiome indiscutable, que la Raison existe et qu'elle est la loi directrice de la Nature universelle.

2. — A ceux qui contesteraient l'existence de la Raison, il est impossible de rien démontrer, de rien prouver ; mais par ce fait même qu'ils contestent l'existence de la Raison, ils renoncent à tout droit d'intervenir à un titre quelconque dans la discussion des problèmes qui sont du ressort de la Raison.

3. — A ceux qui admettent l'existence de la Raison au contraire, on peut demander d'admettre que la Raison existe en eux et en dehors d'eux. On peut leur demander enfin de considérer comme un axiome la déclaration que la Nature universelle a des lois, que ces lois sont concordantes entres elles et, en un mot, qu'il existe une logique directrice dans l'œuvre de l'univers.

4. — Toutes les méthodes scientifiques, celles qui se fondent sur l'observa-

tion aussi bien que celles qui procèdent par la voie des raisonnements à-prioriques, sont d'accord pour reconnaître les unes le fait, les autres la nécessité d'une logique dans la Nature.

5. — Les progrès de la science expérimentale apportent chaque jour de nouveaux témoignages à l'appui de cette doctrine nécessaire et inéluctable. Ils lui donnent une force sans cesse plus grande, en faisant converger vers un Principe Unique toutes les manifestations du monde de la forme (mouvement, chaleur, son, couleur, etc.),

6. — Durant le travail de la recherche, l'être, en face des vastitudes de l'inconnu et dans l'embarras qu'il éprouve souvent d'établir des zones successives d'exploration dans ce domaine immense de l'inconnu, est obligé de recourir aux hypothèses, tant pour reprendre haleine dans sa course vers la Connaissance, que pour donner un point d'appui à ses investigations.

7. — Les hypothèses, lorsqu'elles ne sont pas en désaccord avec le Sentiment préconscientiel [1] et le travail subséquent de la Raison, sont légitimes, mais à la condition de les traiter comme on traite les effets de commerce en comptabilité, c'est-à-dire comme des valeurs conventionnelles qu'il faudra à un moment donné faire sortir de la circulation. C'est un emprunt qu'on doit inscrire au compte des Bénéfices et Pertes avant de procéder à la liquidation générale.

1. On trouvera l'exposé de mes doctrines sur ce sentiment dans mon ouvrage intitulé *La Méthode conscientielle* (Paris, F. Alcan éditeur, 1887 ; un vol. in-8°).

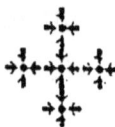

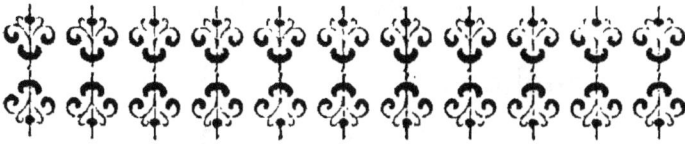

II

LA LOI DU DEVENIR.
LE DIEU CRÉATEUR
ET LA CRÉATION DE DIEU.

1. — La loi du Devenir repose sur les principes de l'Éternité et de l'Infini ; mais comme il ne nous est pas possible, dans la sphère actuelle de notre existence évolutive, d'avoir autre chose qu'une vague aperception de ce que peut être l'Éternité et l'Infini, nous nous trouvons dans la nécessité de faire usage des mots relatifs d'origine et de fin. L'usage de ces mots serait de nature à entraîner dans une voie fausse et même dangereuse, si l'on ne s'attachait tout d'abord à déclarer leur valeur purement momentanée, con-

ventionnelle et didactique ; ils sont sans inconvénient dès qu'on a énoncé les réserves avec lesquelles on admettra leur emploi.

Pour l'étude du problème du Devenir, ces mots « origine » et « fin » doivent être considérés comme des formules ayant uniquement pour effet de rendre plus facile la manifestation extérieure de la pensée ; ils ne représentent rien de réel, pas plus qu'en mathématiques le point sans étendue, ou en histoire naturelle les solutions de continuité dans l'échelle des êtres.

2. — Dans sa condition originelle, Dieu est le Bien absolu, mais le bien dans une condition en quelque sorte fatale. L'univers qui émane de lui et se confond avec lui, existe, dans son essence et dans ses principes génésiaques de toute éternité ; car Dieu étant le Bien absolu n'a pu cesser d'être lui-même et différer un seul instant d'accomplir ce qui était le Bien absolu.

3. — Son œuvre créatrice a été faite dans un instant sans durée, car il n'est pas admissible qu'il ait fallu à la puissance sans entraves un temps plus ou moins long pour faire ce qui devait être fait.

4. — Cette œuvre créatrice était parfaite, c'est-à-dire sans défauts, sans lacunes ; car on ne peut supposer Dieu susceptible d'incapacité, d'insuffisance ou d'oublis.

5. — Du moment où Dieu, en tant que puissance fatale, a, dans un instant sans durée, terminé et définitivement terminé son œuvre, il ne lui restait plus rien à faire. Bien plus, il ne pouvait plus rien faire, puisque modifier son œuvre ou y ajouter quelque chose entraînerait comme conséquence que son œuvre avait quelque chose de défectueux ou d'insuffisant. Dieu, dans cette condition, aurait donc été la Mort éternelle, inactive, impuissante.

6. — Comme la mort éternelle, l'inactivité sans fin, l'impuissance absolue ne

sauraient être le caractère de la perfection qui est Dieu, il en résulte que Dieu,
pour être parfait, dût faire sortir de lui-
même le principe de la vie, du mouvement, de la sélection et de la liberté [1].

7. — En faisant sortir de lui-même la
vie, le mouvement, la sélection et la
liberté, Dieu a rendu possible la manifestation du Mal. Mais par cela même qu'il
rendrait possible la manifestation du
Mal, il a rendu possible la manifestation
du Bien.

8. — Par la lutte du Bien contre le
Mal, et par le triomphe du Bien sur le
Mal, Dieu a associé la création à sa
propre essence. Les êtres, pénétrés du
besoin d'accomplir leur perfectionnement continu en toute liberté, conver-

---

1. Au commencement le Un respirait en lui-
même sans souffle ; l'obscurité entourait tout de
ténèbres, comme un océan sans lumière. Le
Désir (principe de mouvement et de sélection)
en sortit, et fut le germe originel de l'esprit
actif (cf. *Rig-véda*, x, 129).

gent sans cesse vers Dieu et tendent à retourner ainsi vers leur source. Leur retour dans le Grand-Tout, qui est Dieu, apporte à ce Grand-Tout le complément nécessaire à la Perfection absolue. Les êtres créés par Dieu, sont de la sorte et à leur tour, en devenir, les créateurs de Dieu, ou du moins les agents complémentaires indispensables à sa Perfection absolue.

9. — Tous les êtres de la nature sont en conséquence des microcosmes en voie de Devenir, qui évoluent dans le but final de produire le macrocosme de la Perfection absolue. Leur mission est nécessaire, inéluctable : elle doit être accomplie. Il dépend des êtres d'aboutir plus ou moins vite à cet accomplissement : la somme de souffrance et la durée de la souffrance qu'ils auront à supporter pour atteindre à leur fin, sera proportionnée aux efforts volontaires qu'ils feront pour se conformer à la Loi du Devenir.

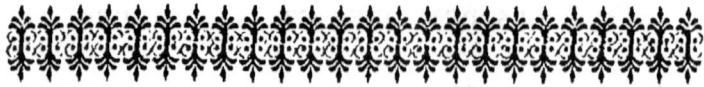

III

L'INSTINCT ORIGINEL,
LA CONCURRENCE VITALE
ET LA RÉACTION CONSCIENTIELLE

1. — Trois périodes se manifestent dans l'évolution des êtres, conformément à la loi du Devenir : la période de l'Instinct originel, la période de la Concurrence vitale, la période de la Réaction conscientielle.

2. — Durant la période de l'*Instinct originel* l'être agit sous l'empire d'une impulsion fatale qui lui fait accomplir une certaine somme de bien d'une façon irréfléchie et en quelque sorte mécanique. L'instinct originel est, en théorie, exclusif de toute liberté, en même temps

que de toute tendance mauvaise. Il se manifeste à une période durant laquelle l'être n'a pas plus la notion du bien que celle du mal, à une période où il vit en communion inconsciente avec toute la nature.

3. — Durant la période de la *Concurrence vitale*, l'être devient reflexe; il commence à vivre de la vie individuelle qui le porte à se séparer de plus en plus des autres êtres et à leur disputer la plus large part possible de jouissance et de satisfaction. Il a perdu la simplicité primitive avec laquelle il accomplissait le Bien sans le savoir; mais il a conquis la Liberté. Il est sans cesse enclin vers le mal; mais quand il agit mal, il n'ignore pas qu'il fait mal. Il a goûté au fruit de l'Arbre de la science [1].

4. — Durant la période de la *Réaction*

1. La légende biblique de l'Arbre de la *Science* du Bien et du Mal a toute l'apparence d'une conception philosophique. On ne saurait trop réfléchir sur sa signification.

conscientielle, l'être engagé dans la lutte pour la vie, dans la lutte pour le confortable et le plaisir, continue à sacrifier les autres êtres autant qu'il le peut à ses appétits égoïstes ; mais, lorsqu'il fait le mal, le remord arrive à se produire dans son organisation intime.

La notion du Devoir, qui s'est enracinée peu à peu dans son cœur, devient un frein pour ses passions ; il fait des efforts pour s'arrêter sur la pente du Mal ; le sentiment de la Rectification le domine par instants ; il éprouve le besoin de réparer les conséquences de ses instincts mauvais et prend la résolution de ne plus s'y abandonner à l'avenir. Il entrevoit le chemin de la Connaissance.

5. — A mesure que la Réaction conscientielle devient plus intense, l'être, qui agit désormais sous l'empire de la Liberté, éprouve un besoin de retour vers sa condition primitive. Il s'oblige à faire le Bien ; mais, au lieu de l'accomplir d'une façon passive, il l'accomplit désormais

d'une façon active, consciente et méritoire.

6. — L'accomplissement du bien réfléchi, aux dépens des revendications de la
Concurrence vitale, ouvre pour l'être
conscient la voie de la Connaissance. Il
sait désormais à quelle condition il lui
sera possible de parcourir cette voie; et,
en raison des efforts qu'il opère contre
sa personnalité et des transformations
morales qu'il lui fait subir, il mesure
avec certitude l'étendue des étapes obligatoires. Son émancipation suprême
n'est plus qu'une question de temps; il
ne lui reste aucun doute sur les moyens
d'en abréger la durée.

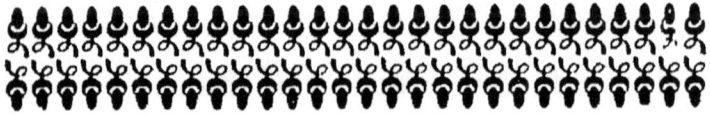

TRANSFORMISME
ET TRANSMIGRATIONS

1. — Tout se transforme dans la nature. Les corps se modifient sans cesse
par voie d'absorption et d'élimination ;
de sorte qu'au bout d'un certain temps,
il ne reste plus en eux aucune des molé-
cules qui constituaient originairement
leur individualité. Le système moral et
intellectuel des êtres, lui aussi, se modifie
et se transforme avec le temps.

2. — La Mort n'est rien autre chose
qu'une transformation ; car; lorsqu'elle
se manifeste, des organismes qui étaient
déjà en voie d'évolution se développent

dans le corps désorganisé et reproduisent la vie sous de nouvelles formes. On peut dire, de la sorte, que la mort n'existe pas dans la nature.

3. — Ce qui existe, ce sont des agrégations de forces qui, attirées par l'une d'elles [1], lui servent d'accessoire, collaborent à son évolution nécessaire et établissent pour un temps déterminé son caractère individuel.

4. — La philosophie bouddhique, qui rejette sur un plan éloigné les problèmes relatifs à la matière et à ses transformations, enseigne que les individualités résultent d'une agrégation de Skandas ou parties immatérielles constitutives de l'être, savoir : la forme, la perception par les sens, la conscience, l'action directrice et la Connaissance.

5. — Cette philosophie, n'admettant pas qu'une seule vie, quelque longue

1. Voy. la théorie des « épicaloumènes », dans ma *Méthode conscientielle*, ch. IV.

qu'elle puisse être, soit suffisante pour impliquer une récompense ou une punition éternelle, considère, en conséquence, que la Transmigration et la Réincarnation sont des phénomènes réels, parce qu'ils sont nécessaires pour expliquer la Justice suprême et absolue qui dirige l'univers. Elle trouve également, dans ce phénomène, la raison des motifs qui font que tel être naît et vit malheureux, et tel autre relativement heureux.

3. — Du moment, en effet, où l'on admet l'hypothèse de la Transmigration et de la Réincarnation, il est juste, logique et naturel qu'un être, en recommençant une nouvelle vie, subisse la conséquence des bonnes actions ou des fautes qu'il a accomplies dans une vie antérieure. Il ne dépend que de lui d'améliorer la condition de son existence future, en pratiquant le bien pendant l'existence présente et en faisant tous ses efforts pour aboutir le plus tôt possible à l'accomplissement de sa mission selon la loi du Devenir.

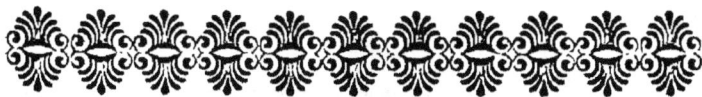

V

LES VÉHICULES

1. — On désigne, dans le langage du Bouddhisme, sous le nom de *Yâna* « manières d'aller » ou « véhicules », les moyens de locomotion à l'aide desquels l'homme peut être transporté d'une sphère d'évolution dans une autre sphère plus élevée et plus parfaite. C'est, en d'autres termes, par les véhicules qu'on peut réaliser successivement tous les progrès dans la voie de l'Amour et de la Recherche, en vue d'aboutir à la Connaissance. Le caractère des véhicules a été souvent modifié, altéré ou dénaturé dans les diverses écoles bouddhiques.

2. — Le progrès se manifeste d'abord par le travail de l'individu qui cherche à s'acquitter de sa mission terrestre en rectifiant les imperfections de sa nature et en faisant triompher les forces morales de la Réaction conscientielle sur les excitations matérielles de la Concurrence vitale.

3. — Le progrès se continue par les efforts de l'individu pour se dégager de ses instincts personnels et égoïstes en vue de s'associer à l'œuvre de la Nature universelle. Il s'accomplit par l'identification de l'individu et par son homogénisation avec le Grand-Tout, de façon à devenir une partie intégrante et nécessaire de ce Grand-Tout.

4. — L'accomplissement suprême du progrès dans le Grand-Tout constitue pour l'être sa libération définitive de toutes les chaînes qui le rattachaient au Monde de la Forme, et sa délivrance de toutes les misères inhérentes à ces chaînes.

5. C'est par le fait d'une mauvaise

interprétation de l'idée bouddhique que
quelques écoles ont soutenu que les efforts
de l'être devaient avoir pour objectif
d'échapper à la Souffrance, parce que la
Souffrance est un mal.

La Souffrance est l'aiguillon nécessaire
du travail et du progrès. Elle est l'œuvre
de Dieu.

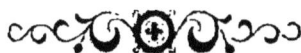

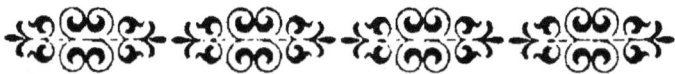

DEUXIÈME SECTION

LE VÉHICULE DE L'AMOUR

I

L'AMOUR HUMAIN ET L'AMOUR DIVIN

1. — Les véhicules à l'aide desquels il est possible aux êtres de progresser dans la voie du Devenir et d'atteindre à l'accomplissement de leur destinée, sont au nombre de deux : le Véhicule de l'Amour et le Véhicule de la Recherche [1].

---

[1]. Sainte Catherine de Sienne a dit qu'on pouvait arriver à Dieu par deux voies : « L'Esprit qui connait (science) et la Volonté (amour).

2. — L'Amour consiste à s'attacher de toutes les forces de son âme à ce qui est digne d'être aimé, c'est-à-dire ce qui répond à l'idéal que, dans la sphère de notre évolution présente, nous avons pu nous former du Bien absolu, du Beau absolu et du Vrai absolu.

3. — Soumis, comme tout ce qui existe, à la Loi du Devenir, l'Amour se manifeste sous trois formes successives qui sont les formes nécessaires de l'évolution universelle. Il est d'abord instinctif ou fatal, ensuite calculé et libre, finalement impersonnel et absolu.

4. — L'Amour instinctif a pour source originelle la condition fatale de l'essence divine. En s'éloignant de sa source, il revêt le caractère individuel et intéressé.

5. — L'Amour calculé se manifeste avec les premiers appels de la Concurrence vitale et devient de plus en plus formel au fur et mesure que l'être, profitant de sa liberté, cherche à vivre de la vie égoïste. Il se rectifie, se perfectionne et

s'émancipe sous l'empire bienfaisant de la Réaction conscientielle.

6. — L'Amour impersonnel est la résultante d'un travail de rectification continue et incessante qui permet à l'être moral d'aboutir à la Connaissance.

7. — Durant la période de l'Amour instinctif l'être est sous l'empire exclusif des sens et des attractions sexuelles. Les sentiments qu'il éprouve sont dominés par sa constitution organique, et en particulier par son système nerveux. Cet amour, essentiellement charnel, est désordonné, frivole, fragile et passager. Il provoque, chez les sexes différents, des illusions trompeuses et souvent funestes dans leurs conséquences.

Chez la femme, l'Amour maternel ne s'élève pas encore au-dessus du sentiment que la femelle des animaux éprouve pour ses petits, que la poule, par exemple, ressent pour ses poussins.

8. — Durant la période de l'Amour calculé, l'être est de moins en moins sou-

mis aux impulsions de l'instinct originel dont les revendications sont contrebalancées par ceux de l'intérêt personnel. Il n'aime plus seulement par névrosisme : il aime surtout par intérêt, c'est-à-dire en raison des avantages qu'il espère retirer de l'être auquel il s'attache. L'homme n'est plus un mâle d'une manière exclusive ; sous l'inspiration de la Concurrence vitale, il devient, en en ayant plus ou moins conscience, un exploiteur de la femelle.

Chez la femme, durant cette période, l'Amour maternel n'est plus seulement instinctif ; il est calculé. La femme aime son enfant parce qu'il est sa chose, sa propriété : elle cesserait complètement de l'aimer, quelque grand qu'ait été jusque là son amour, si on lui apprenait que l'enfant auquel elle se dévoue n'est pas réellement le sien. La haine pourrait même, en pareil cas, remplacer l'attachement primitif.

Étant par sa nature essentiellement

intuitive, la femme, pendant la période de la Concurrence vitale, devance néanmoins bien souvent l'homme, en ce sens qu'elle est plus fortement impressionnée que celui-ci par les qualités morales et intellectuelles de l'enfant auquel elle a donné le jour.

9. — Durant la période transitoire de l'Amour impersonnel, l'homme cesse peu à peu de subir les entraînements de l'instinct et de la Concurrence vitale. Il s'attache aux êtres en raison de leur valeur morale et intellectuelle. Ce qu'il aime dans autrui c'est la manifestation, dans le monde de la forme, du Bien, et du Beau et du Vrai absolu ; l'amour qu'il cultive est le rudiment de l'Amour divin.

Cet amour, dans les conditions voulues, s'épure, ne subit pas la conséquence des accidents éventuels de la vie : il ne peut que grandir en intensité, si la créature qui en est l'objet continue à s'en rendre digne.

La femme, durant cette période, n'est

plus seulement Mère de l'enfant; elle est déjà Mère de l'homme, en ce sens qu'elle provoque chez l'homme le besoin continuel d'amélioration de soi-même, la culture des forces intuitives et l'aperception du terme idéal dans la voie du Devenir.

10. — Le développement complet de la Mère de l'homme, conduit la femme au terme final de sa destinée : elle devient ainsi, pour employer le langage poétique des vieilles religions orientales, la « Mère de Dieu », en ce sens qu'elle fournit au Grand Tout un apport indispensable à l'accomplissement suprême de la Perfection absolue.

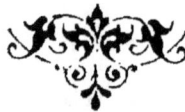

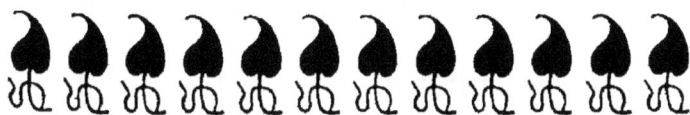

II

LES ATTRACTIONS MORALES

1. — Les corps dans la nature sont soumis aux lois de l'attraction. Il en est de même de ce qu'on appelle les âmes.

2. — Les attractions des âmes sont manifestes dans la sphère terrestre où elles évoluent : l'intuition nous dit qu'elles se produisent au-delà de cette sphère, mais nous ne pouvons en acquérir la conscience, tant que nous demeurons esclaves de notre organisme corporel et de nos appétits égoïstes.

3. — Dans la sphère évolutive où se livre le combat de la Concurrence vitale et de la Réaction conscientielle l'attraction des âmes résulte de la supériorité mo-

rale des unes sur les autres. Si les âmes
étaient toutes douées d'une somme égale
de perfection acquise, il n'y aurait plus
entre elles attraction : il aurait fusion
complète. Et cette fusion complète serait
le prélude de l'acte suprême dans la Loi
du Devenir.

4. — Le perfectionnement des âmes
peut se produire par un travail essentiellement individuel et intime, accompli en
dehors de toute intervention extérieure.
Mais ce travail est alors des plus laborieux et des plus difficiles à réaliser.
Plusieurs existences successives, em-
ployées sans relâche à la rectification de
soi-même et à l'amour des autres êtres,
permettent seules d'y parvenir.

5. — Le contact, c'est-à-dire le rappro-
chement des êtres désireux de s'améliorer et leurs rapports constants dans ce
but, facilite l'émancipation des êtres [1],

---

1. *Dhammapada*, ch. xv; Cf. le *Parinibbána
sutta*, ch. ii, 13-14.

les soustrait à l'esclavage de la chair et les prépare à l'accomplissement suprême de leur destinée.

6. — C'est pour arriver à ce résultat que la Nature universelle a produit les sexes dont la plus haute mission est d'arriver à se compléter l'un l'autre et finalement à se confondre dans une unité nécessaire à l'accomplissement du Grand-Tout, considéré comme soumis lui-même à la loi du Devenir émanée de sa propre essence.

7. — L'être qui donne à un autre être l'exemple de la rectification de soi-même, de l'amour d'autrui, du culte du remords pour ses fautes ou ses faiblesses, du besoin de réparation du mal dont il a été la cause, de la volonté réfléchie de s'assimiler à la cause du Devenir, accomplit une action hautement méritoire. Il provoque, dans autrui, une somme de perfectionnement dont il pourra profiter à son tour pour se perfectionner lui-même. Il substitue aux conséquences funestes

de la Concurrence vitale, les bienfaits de la Concurrence régénératrice. Il élargit pour lui et pour son prochain la voie de la Connaissance.

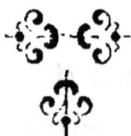

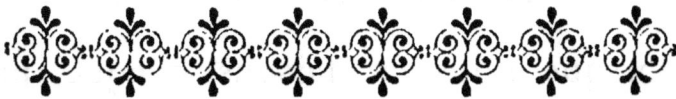

III

LA RECTIFICATION

1. — On appelle « Rectification » la somme d'efforts plus ou moins complets, plus ou moins effectifs que nous accomplissons dans le but de diminuer nos défauts [1] et de nous rapprocher de l'idéal de perfection que nous avons été capables de recevoir.

2. — La Rectification est toujours effective et salutaire lorsque nous veillons sans cesse sur notre conscience [2],

---

1. « Il vaut mieux se vaincre soi-même que de vaincre tout le reste du monde » (*Dhammapada*, ch. viii).

2. « Chez ceux qui veillent sans relâche, qui se livrent jour et nuit à l'étude en vue du nir-

lorsque nous en faisons chaque jour
l'examen, bien résolus à nous montrer
sévères vis-à-vis de nous-mêmes et indul-
gents vis-à-vis des autres.

3. — La seule volonté de produire en
nous la Rectification constitue déjà un
acte fécond, quand bien même elle n'abou-
tirait pas à des résultats immédiatement
effectifs. Elle prédispose l'être de bonne
volonté à subir les influences salutaires
de la grâce sanctifiante [1].

4. — L'être qui ne parvient pas à accomplir immédiatement la Rectification
dont il éprouve le besoin sincère, ne
doit jamais désespérer d'atteindre au

vâna, le péché finit par disparaître (*Dhammapada*, ch. XVII).

1. « Celui qui a acquis conscience de ses fautes,
qui prend la résolution de ne plus les commettre, augmente en lui les conditions nécessaires
pour atteindre à la vertu, de façon que le péché
s'éteint graduellement en lui. Du moment où il
agit de la sorte, il obtiendra malgré tout son
entrée dans la Voie (*Soûtra en quarante-deux
articles*, VI).

résultat qu'il ambitionne. Il n'est coupable que s'il abandonne par lassitude et indifférentisme le champ de bataille de la vie où les seuls criminels sont les déserteurs [1].

5. — Pour faciliter sa tâche, il doit fuir la société des esprits frivoles et rechercher le contact des esprits réfléchis et laborieux. Son émancipation est d'autant plus rapide qu'il aura fait plus d'efforts pour profiter des bienfaits du contact moral et du bon exemple.

6. — L'aveu hautement prononcé de ses défauts et l'estime exceptionnel dont il fait profession pour la vertu, facilite chez l'être le travail d'affranchissement qu'il doit accomplir aux dépens de ses appétits matériels. Celui qui n'est pas encore arrivé à la pratique du bien, n'en doit pas moins proclamer hautement la

---

1. « Si l'on fait le bien avec nonchalance, c'est une preuve que l'esprit se complaît dans le mal (*Dhammapada*, ix, 116).

valeur du bien. Celui qui n'est pas encore parvenu à la pratique d'une vertu n'en doit pas moins recommander la pratique de cette vertu. Il a fait un pas utile dans la voie de la Rectification, s'il n'hésite pas à témoigner de ses regrets et de sa honte de ne pas être encore digne de mettre sa conduite au niveau de son enseignement.

7. — Les conséquences des fautes les plus grandes que puisse commettre l'Être, sont atténuées par le Remords; elles sont réduites à néant par la Contrition parfaite.

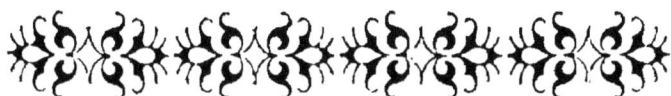

IV

LE CULTE DU REMORDS

1. — Le culte du Remords aboutit in-
failliblement à la Rectification; il rend
efficace le travail de la Réaction cons-
ciencielle et applanit la voie qui doit conduire à la Connaissance.

2. — Le Remords est utile au même
titre que la Souffrance qui est l'aiguillon
de la vie. C'est commettre une faute
grave que de chercher à oublier le mal
dont on s'est rendu coupable et à chas-
ser le Remords qui doit en être la juste
conséquence.

3. — Dans les conditions de la vie
morale rudimentaire, le Remords réalise

lentement son œuvre ; et, tant que son
œuvre n'est pas réalisée l'être demeure
dans un milieu défavorable pour arriver
au but de son existence.

4. — Lorsque, par l'Amour et la Recherche, l'Être est entré définitivement
dans la voie de la Connaissance, le travail du Remords s'accomplit rapidement
et entraîne après lui ses conséquences
salutaires.

5. — Les bonnes œuvres, quelques
grandes qu'elles puissent être, si elles
sont accomplies en vue d'éviter un châtiment d'outre tombe, ne servent en rien
pour le salut [1]. Les bonnes actions les
plus insignifiantes en apparence, si elles
n'ont pas été dictées par une attente mercenaire sont d'une valeur inappréciable
pour amener à l'émancipation suprême.

6. — C'est faire une action louable et
utile que de dire hautement à ceux qui
nous entourent, lorsque leur cœur est

---

1. *Mahâ-Parinibbâna-Sutta*, 1, 11.

suffisamment préparé pour nous comprendre, combien nous ressentons le remords par nos fautes et combien nous ambitionnons un état dans lequel nous ne nous laisserions plus aller à les commettre.

7. — La confession de nos fautes ne doit pas avoir pour objectif l'espoir d'en obtenir le pardon, mais le désir ardent de trouver en dehors de nous des âmes fortes pour nous assister dans la culture du Remords. La parole que nous devons adresser à celui auquel nous avons reconnu le caractère du sacerdoce extérieur est : « Ne me pardonnez pas, mon père, parce que j'ai péché ; mais donnez-moi horreur de mes fautes et éclairez-moi pour que je ne pêche plus. »

8. — La plus haute manifestation du Remords qui se produit sur le seuil de la Connaissance, est la Contrition parfaite.

9. — La Contrition parfaite, c'est-à-dire le Remords développé dans sa plénitude

et sans autre préoccupation que le regret profond et sincère de n'avoir pas fait le Bien et aimé de toutes ses forces la suprême Perfection, est le Baptême par excellence. Il nous assure une marche rapide dans la voie de la Connaissance et efface d'une façon complète et absolue les tâches qui ont souillé notre existence antérieure : il fait de nous un être absolument nouveau et dégagé de toutes les chaînes antérieures.

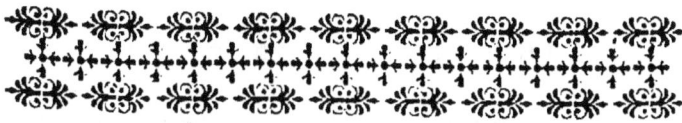

V

LE SACERDOCE INTIME

1. — La plus sainte et la plus sublime fonction de l'être moral est le Sacerdoce intime [1]. Ce sacrement est nécessaire, indispensable pour tous les êtres ; et tant qu'il n'aura pas été institué, la voie de la Connaissance demeurera une voie à peu complètement close et sans accès.

2. — Chaque être doit choisir un moment favorable pour établir en lui le Sacerdoce intime.

Le moment le plus favorable est celui

[1]. Chacun doit être son propre prêtre, l'artisan unique de son salut (Hû, *Dhammapada*, introd., p. xli; cf. *Mahá-Parinibbána-Sutta*, ch. ii, 33-35, trad. Rhys Davids, p. 39).

où il a conscience d'avoir fait un effort exceptionnel pour diminuer ses tendances égoïstes et vivre de la vie d'Amour et de Recherche.

3. — Une retraite volontaire et un temps suffisant consacré à la Méditation, préparent avec avantage à l'établissement du Sacerdoce intime dans notre for intérieur.

4. — Lorsque le Sacerdoce intime aura été constitué en nous-mêmes, à un moment où notre âme aura senti qu'elle jouïssait dans sa plénitude de ses qualités morales, nous devons prendre l'engagement formel de lui obéir. La formule de ses injonctions résultera de la réminiscence des sentiments qui nous auront inspiré au moment où nous aurons constitué le Sacerdoce intime.

5. — Plus les injonctions du Sacerdoce intime se manifesteront d'une façon sévère vis-à-vis de nous-mêmes, plus nous serons certains du caractère effectif de ce sacerdoce.

6. — Du moment où le Sacerdoce intime se manifestera en nous par des injonctions sévères et intransigeantes ; du moment où il nous aura donné le mépris de la religion commode et facile, la pratique de l'amour et de la recherche nous permettra de progresser rapidement dans la voie du Devenir et de la Connaissance.

7. — L'obéissance absolue aux injonctions du Sacerdoce intime devra être pratiquée surtout dans le moment où nous sentirons l'activité morale s'affaiblir dans notre organisation intime et tout particulièrement à l'heure de la mort. Le devoir impérieux des amis qui nous assisteront à nos derniers moments est de nous rappeler les engagements solennels que nous aurons pris vis-à-vis de notre conscience, lorsque nous avons constitué en nous le Sacerdoce intime.

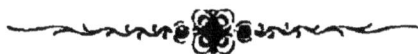

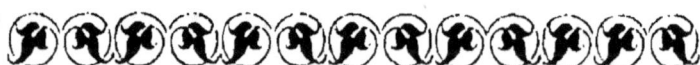

VI

L'APOSTOLAT
ET LE GRAND NIVELLEMENT

1. — La Charité est la plus solennelle
des obligations de ceux qui possèdent.
Mais la Charité n'a pas pour but unique de
prolonger des existences misérables que
les crimes de la société ont souvent rendus, dans leur condition actuelle, inaptes
à servir à la grande œuvre de l'univers;
elle a surtout pour but de rendre aux
existences atrophiées par les privations
et la misère la place à laquelle elles ont
droit sur le chantier de l'humanité mili-
tante, sur le chantier sans bornes, où
chaque artisan doit justifier de son labeur,

sous peine d'avoir à accomplir le lendemain, — le lendemain fût-il le lendemain
de la mort, — la tâche obligatoire et
inéluctable qui n'aura pas été accomplie
la veille[1].

2. — Il est donc obligatoire pour quiconque possède des ressources et des facultés intellectuelles et morales d'accomplir des efforts constants pour en faire
profiter les autres. Ces efforts constituent
la « Grande Charité ». Mettre un être
dans les conditions voulues pour pouvoir réfléchir, scruter sa conscience et
rectifier son cœur, est l'acte supérieur de
Charité que les esprits en voie de perfectionnement doivent s'attacher surtout
à accomplir.

3. — Celui qui n'a pas les moyens d'accomplir la « Grande Charité », soit par
manque de ressources, soit par insuffisance de lumières, doit au moins s'habi-
tuer à éprouver une joie intérieure, lors-

---

[1]. *La Morale du Bouddhisme*, p. 23.

qu'il voit un autre être s'acquitter de ce
devoir [1].

4. — Quiconque a conscience d'avoir
conquis une certaine mesure de vérité
doit s'imposer la tâche continue de l'Apostolat.

5. — La tâche continue de l'Apostolat ne consiste pas à insinuer à autrui la
certitude qu'on a acquise soi-même, mais
à lui fournir les moyens de se placer
dans les conditions voulues pour acquérir par lui-même la Certitude.

6. — Celui que les circonstances ap-
pellent à devenir l'instituteur des autres,
doit se borner à enseigner la méthode au
moyen de laquelle on peut avancer avec
économie de temps, c'est-à-dire le plus
rapidement possible, dans la voie de la
Connaissance; mais il ne lui appartient
pas de chercher à imposer la formule de
ses croyances à autrui.

7. — Le moyen le plus sûr d'amener

1. *Dô-ṭi Kyau*, trad. Léon de Rosny, v. 3o8-3o9.

un grand nombre d'êtres dans la voie de
la Connaissance et de leur fournir les
moyens de la parcourir dans les conditions les meilleures et les plus rapides
consiste à travailler avec ardeur à l'œuvre du Grand Nivellement.

8. — L'œuvre du Grand Nivellement a
pour but de mettre le plus tôt possible
tous les êtres dans des conditions harmoniques d'égalité morale et intellectuelle,
de façon à ce que tous s'efforcent, d'un
commun accord, à dissiper les ténèbres
qui environnent la pensée, tant qu'elle
est soumise aux impulsions de la Concurrence vitale et des sentiments égoïstes.

Cette œuvre consiste enfin à fournir
au plus grand nombre d'êtres les moyens
de bien comprendre la mission qui leur
est dévolue dans ce monde et de l'accomplir de la façon la plus complète et la
plus satisfaisante.

9. — Tant qu'il existera des collecti-
vités soumises aux instincts irréfléchis de
la vie barbare, inculte et égoïste ; tant que

la grande majorité des êtres ne sera pas affranchie de l'esclavage de la chair et des désirs, sans cesse renouvelés, jamais assouvis; tant que la situation réciproque et solidaire des créatures n'aura pas été réglée, l'Émancipation suprême sera lente, pénible, difficile.

10. — La régénération de la femme, son élévation au rang de femme forte, de mère de l'homme et de vestale du feu sacré de l'Intuition, est la tâche la plus haute qu'il soit possible de réaliser de nos jours dans le vaste domaine du Grand Nivellement.

11. — Là où la femme aura repris le rôle qui lui incombe et qui consiste avant tout à provoquer chez l'homme le culte de la Rectification, de l'Amour et de la Recherche, la loi du Devenir sera établie sur ses véritables assises, et la Destinée des êtres se préparera par la voie la plus sûre, la plus prompte et la plus directe.

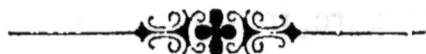

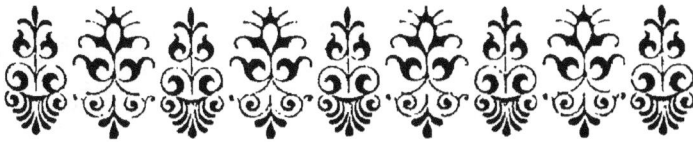

TROISIÈME SECTION

LE VÉHICULE
DE LA RECHERCHE

I

DE LA MÉTHODE
ET DE LA POSSIBILITÉ DE SAVOIR

1. — Dès que l'homme a su se recueillir, dès qu'il a réfléchi, le grand problème
de la Destinée est devenu l'objet de ses
constantes préoccupations. Malgré le
caractère en apparence inextricable de ce
problème, il ne renonce jamais pour longtemps à l'espoir d'en découvrir la solution.

2. — S'il est tombé parfois dans le découragement, s'il a douté qu'il lui soit possible de découvrir le sens de l'énigme de la vie, il ne s'est arrêté en route que par lassitude; mais il a laissé à d'autres avec confiance le soin de parcourir la voie dans laquelle il n'avait pas hésité à s'engager lui-même.

3. — Le Scepticisme, qui porte à croire que le problème de l'existence et de la destinée est un problème insoluble, constitue un état de maladie intellectuelle et morale qui doit être soigné et qu'il n'est pas impossible de guérir. L'hygiène de cette maladie se trouve dans l'enseignement religieux; sa thérapeutique est dévolue à ceux qui comprennent la Charité dans sa plus haute et dans sa plus belle acception.

4. — La Certitude, pour l'être fini, est nécessairement *relative;* elle n'en est pas moins entière dans ses rapports avec la sphère d'évolution où il se trouve engagé. Elle est susceptible de s'élargir,

mais elle ne change pas de nature. Tel un cercle, qui peut être imaginé avec des rayons sans cesse plus grands les uns que les autres, mais qui n'en est pas moins toujours un cercle quelle que soit l'étendue du rayon dont il procède.

5. — La relativité de la certitude n'est en rien attentatoire au besoin de vérité que nous voulons acquérir. Si elle était complète, l'œuvre du Devenir serait interrompue : il est de son caractère essentiel d'être indéfiniment continue.

6. — Nous pouvons obtenir la Certitude relative en faisant usage des ressorts de notre organisation intime. Cette certitude est acquise, lorsque les conclusions de nos forces rationnelles sont en harmonie avec les affirmations de notre « Sentiment préconscientiel ».

7. — Le *Sentiment préconscientiel* est une sorte de révélation intérieure qui se produit en nous lorsque nous sommes bien préparés à son éclosion et que nous voulons « apprécier ». Ce

sentiment se manifeste et s'affirme avant
que notre Raison ait commencé son
œuvre.

8. — Tandis que la Raison opère, essentiellement sous l'influence de l'individualité, le Sentiment préconscientiel se
produit, au contraire, d'une façon en
quelque sorte indépendante de l'individu.
Celui-ci est une force passive, celle-là
une force active. Les deux forces doivent
se contrôler et se compléter l'une et l'autre : elles doivent se traduire ensuite par
un verdict unique qui constitue la Certitude.

9. — Ainsi, le Sentiment préconscientiel apporte à l'individu qui veut apprécier un concours d'autant plus précieux
qu'il appartient à la Nature universelle,
et non à l'individualité. Il appartient à la
Nature universelle, parce qu'il est la
résultante du travail collectif des générations antérieures dont il résume la substance essentielle, et des forces combinées
de l'atavisme et des milieux successifs où

ces forces se sont produites et se sont développées.

10. — La Certitude, acquise dans une période déterminée de l'évolution intellectuelle et morale des êtres, accomplit un *cercle relatif* de Connaissance ; ses manifestations préparent, par l'effet de l'atavisme et des milieux, l'accomplissement de nouveaux cercles de Connaissance de plus en plus larges, conformément à la loi du Progrès et du Devenir.

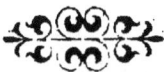

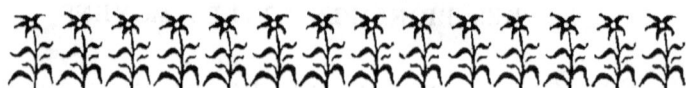

II

LA SCIENCE DE L'OBSERVATION
ET LA SCIENCE IDÉALE

1. — Il y a deux manières d'élargir le champ de notre savoir : l'une en faisant usage de nos sens, l'autre en faisant usage de nos forces intérieures ou conscientielles. La première manière constitue la *Science* proprement dite ou recherche au moyen de l'observation et de l'expérience. La seconde manière constitue la science idéale ou mieux la *Connaissance*, c'est-à-dire la recherche fondée exclusivement sur les ressources de notre organisation intime.

2. — Le Bouddhisme enseigne que le savoir obtenu au moyen de nos sens est

un savoir trompeur et qu'il ne nous apporte que des illusions [1]. Cette vue philosophique a besoin d'être expliquée : elle a conduit parfois à des conclusions fausses et dangereuses.

3. — Nous ne pouvons obtenir la Certitude que par le travail de notre organisation intime ; mais, dans la période actuelle de notre évolution, nous sommes doués de sens, et la loi logique du Devenir ne nous a pas doués de sens, exprès pour nous induire en erreur. L'usage des sens nous sert à acquérir des notions provisoires et relatives qui peuvent s'élever à la hauteur de certitudes, lorsqu'elles concordent avec les révélations de notre organisme conscientiel. Dans tous les autres cas, les acquisitions de nos sens sont aléatoires et souvent pernicieuses.

4. — A chaque époque de l'histoire, les savants se sont cru en possession de données sûres et positives sur les phéno-

---

1. *Dhammapada*, I, 1.

mènes de l'univers. Les savants du siècle suivant ont accusé leurs prédécesseurs d'ignorance enfantine, et ont modifié leurs doctrines plus ou moins de fond en comble. Les savants de l'avenir ne seront pas moins sévères que les savants de nos jours. Et néanmoins, les uns comme les autres auront également ouvert le grand livre de la Nature et auront cru y savoir lire alors qu'ils n'arrivaient tout au plus qu'à épeler.

5. — La Connaissance, au contraire, nous conduit à des vérités certaines et définitives, si nous l'abordons dans les conditions voulues. Ces conditions n'étant généralement remplies que d'une façon incomplète et insuffisante, la Connaissance ne se présente pour nous que d'une façon relative.

6. — Rien ne nous autorise à déclarer impossible un état dans lequel la Connaissance absolue peut être acquise. Cet état est celui que la doctrine bouddhique désigne sous le nom de *Bôdhi*. L'igno-

rance, — et la lassitude intellectuelle qui est la cause de l'ignorance, — permettent seules de soutenir l'impossibilité d'arriver à la Connaissance pour l'homme qui a entrepris résolument sur lui-même le travail continu de la Rectification.

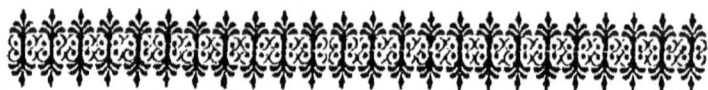

III

LA PROGRESSIVITÉ SUFFISANTE

1. — Dans la condition générale des êtres, chacun peut avancer dans la voie du progrès, mais il est indispensable que par l'étude il acquière la conscience de ce qui constitue, dans le milieu où il évolue et avec les forces morales dont il dispose, la « Progressivité suffisante ».

2. — Autant nous avons intérêt à élargir avec mesure le cadre de notre savoir dans le domaine des faits observables, autant il est dangereux pour nous de chercher à approfondir les phénomènes de la Nature qui sont en dehors de l'horizon visuel propre à la période de notre

évolution[1]. La Recherche, fondée sur une ambition que nous ne pouvons justifier *actuellement* ne peut aboutir qu'à des résultats funestes et à faire décroître les forces de notre organisation intime.

3. — La Progressivité du savoir doit être en harmonie avec la Progressivité conscientielle. La Progressivité matérielle doit être en harmonie avec la Progressivité morale.

4. — La pléthore des faits accumulés dans notre cerveau peut affaiblir nos

---

[1]. La plus haute aspiration d'un fidèle, dans la religion brahmanique, est d'acquérir une partie de la Connaissance nécessaire, mais il n'a garde d'ambitionner l'obtention de cette connaissance complète. Toutefois il se prépare du mieux qu'il peut à rectifier son cœur et à éclairer son esprit, afin d'être digne d'obtenir, dans une nouvelle vie, une somme plus considérable de lumière, jusqu'à ce qu'enfin, étant parvenu à la Connaissance absolue, il puisse s'identifier avec le principe suprême de la Nature universelle. — (Voy. notamment sir James Emerson Tennent, *Christianity in Ceylon*, 1850, p. 126.)

forces intuitives et atrophier en nous
l'esprit de synthèse et de généralisation,
sans lequel il nous est impossible d'envisager le grand problème de la Connaissance.

5. — Les progrès matériels augmentent
notre confortable, mais il nous créent
aussi de nouveaux besoins. Ils ne sont
désirables qu'en tant qu'ils servent à
économiser nos instants pour les consacrer à la Rectification de nous-mêmes
et à l'accomplissement de notre mission
sur la terre.

6. — Ceux qui ont prétendu qu'il y
avait des « sciences inutiles » ont peut-
être soutenu une opinion exorbitante ;
mais leur opinion est moins dangereuse
que celle qui aurait pour but d'établir
que toutes les sciences sont également
nécessaires et qu'il n'y a pas lieu d'en
négliger quelques-unes au profit des
autres, à telle ou telle période du développement moral et intellectuel des
êtres.

7. — C'est, par exemple, une faute grave et parfois un crime, dans l'ordre des choses politiques et sociales, de s'attacher à répandre l'instruction dans les masses sans faire en sorte que cette instruction s'accroisse en même temps que l'éducation morale. On peut soutenir que l'éducation morale est parfois un prétexte pour contrevenir à la liberté de conscience, mais il n'est pas de la nature même de l'éducation morale qu'il en soit ainsi. Si l'éducation morale est mal donnée, il faut prendre des mesures pour qu'elle soit bien donnée. En aucun cas, il ne faut admettre qu'elle puisse être reléguée sur un second plan et considérée comme une quantité négligeable.

8. — Le devoir impérieux et inéluctable de tout être à qui incombe la mission de développer des intelligences, celui du chef de famille, celui de la mère, celui des instituteurs publics ou libres, quels qu'ils soient, est de veiller sans cesse à ce que l'instruction ne soit

jamais répandue aux dépens de l'éducation morale, que la culture du cœur ait toujours la prédominance sur la culture de l'esprit.

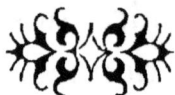

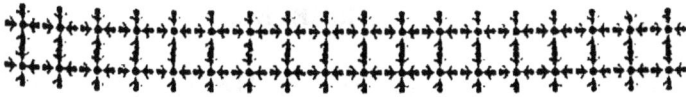

IV

LA GENÈSE
ET LA CULTURE DE L'INTUITION

1. — L'Intuition, comme les autres phénomènes nécessaires à l'accomplissement de l'œuvre de la Nature universelle, se produit chez tous les êtres, mais à des degrés différents de puissance et d'intensité.

2. — Elle est la résultante des efforts successifs des générations pour apporter à leur principe originel le complément indispensable de la perfection Fatale par la liberté, selon la loi du Devenir.

3. — Les êtres, qui se succèdent dans le vaste domaine de la vie, héritent des

acquêts moraux et intellectuels de leurs aïeux, comme ils sont appelés à faire hériter leurs descendants des résultats de leurs efforts dans la voie du bien et du perfectionnement continu.

4. — Les phénomènes moraux de l'atavisme sont des semences qui germent et se développent plus ou moins vite, suivant la qualité et la culture du terrain auquel elles sont confiées. Les irruptions continuelles de la Concurrence vitale, lorsque le travail réparateur de la Réaction conscientielle ne leur oppose pas une digue suffisante, peuvent stériliser pour longtemps le sol imprégné des semences de l'atavisme ou en rendre l'éclosion lente, pénible et à peu près complètement inféconde.

5. — Le Transformisme, qui résulte pour les êtres dans la voie évolutive des agrégations successives de *skandas*, leur fait subir les conséquences de leur état antérieur. Ils n'acquièrent qu'un vague sentiment des forces acquises durant cet

état antérieur, tant qu'ils ne sont pas parvenus, par l'affaiblissement en eux du sentiment personnel et par l'acquisition de la Connaissance au moyen du levier de l'Amour, à se soustraire aux nuages qui obscurcissent leur aperception intime.

6. — Suivant la mesure des efforts de l'être pour amoindrir ses défauts et devenir meilleur, les phénomènes intuitifs se produisent d'une façon plus ou moins manifeste, plus ou moins intense, plus ou moins féconde.

7. — Le devoir le plus formel et le plus impérieux, chez l'être en voie d'évolution morale, est de s'efforcer à tous les instants de son existence d'entendre les échos intérieurs de l'Intuition et de chercher par la réflexion à en tirer parti pour progresser dans la voie émancipatrice de l'Amour et de la Connaissance.

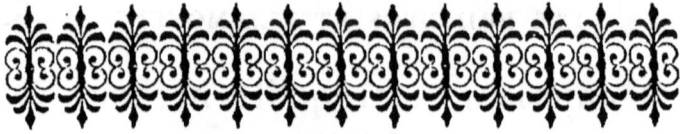

V

LA RÉVÉLATION INTIME

1. — La Révélation intime s'acquiert d'une façon plus ou moins complète, plus ou moins perceptible, suivant la somme des efforts qu'on a su faire pour recevoir l'Intuition et en tirer parti.

2. — Chez l'être en voie de Rectification, mais encore insuffisamment libéré des chaînes des désirs et des appels de la Concurrence vitale, la Révélation intime se produit comme des éclairs fugitifs dont il est souvent bien difficile de recueillir la trace lumineuse.

Durant cette période, la solution des

grands problèmes de la Vie et de la Destinée nous apparaît tout à coup avec une clarté qui nous éblouit, mais elle nous échappe aussitôt. Le seul avantage que nous tirons de la Révélation intime, est de nous donner confiance dans sa force et dans sa portée. Le moyen d'acquérir la Connaissance nous échappe encore ; mais, alors même que nous l'avons perdu, nous gardons la certitude qu'il nous est possible de l'obtenir et que son obtention ne dépend que de notre bonne volonté.

3. — Il est nécessaire pour obtenir la Révélation intime de se préparer longtemps à la recevoir et de se placer dans ce but en dehors du tourbillon des intérêts mondains. Il en résulte que beaucoup d'êtres sont privés de ses manifestations lumineuses. La vie de ces êtres s'écoule dès lors dans de vaines souffrances qui n'ont pas même pour résultat de leur apporter des enseignements salutaires. L'Émancipation suprême est

ainsi différée pour des périodes de temps d'une durée incalculable.

4. — C'est pour sauver ces malheureuses victimes de leurs faiblesses morales antérieures dont ils subissent la juste conséquence, c'est pour venir en aide à toutes les créatures en vue de l'accomplissement inéluctable de la loi du Devenir, qu'il est enjoint à ceux qui ont franchi le seuil de la Connaissance de pratiquer dans toute la mesure de leurs forces l'œuvre de la « Grande Charité. »

5. — La « Grande Charité » assure à celui qui en accomplit les prescriptions le viatique le plus précieux pour parcourir, sans danger de retour en arrière, la voie de la Rectification complète. Elle arrête la marche envahissante de la gangrène morale et finit par inonder les âmes fortes de toutes les lumières de la Grâce sanctifiante.

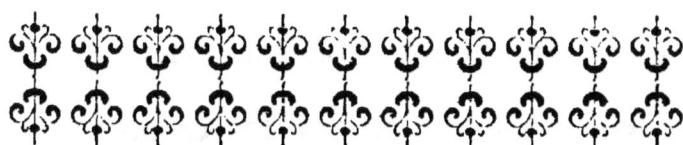

VI

LA GRACE SANCTIFIANTE

1. — La Grâce sanctifiante est un degré supérieur de l'Intuition et de la Révélation intime. Elle l'emporte sur l'Intuition et sur la Révélation intime, par ce fait qu'elle met l'être qui en est pénétré en rapports étroits et harmoniques avec l'ensemble des rouages perfectionnés de la grande machine de l'univers. Elle associe l'homme, qui s'est rendu digne de la recevoir, à tous les progrès de la « nature libre » de Dieu.

2. — C'est par l'étude et le développement en soi de l'Amour de plus en plus

désintéressé de *toutes* les créatures que
peut être obtenue la Grâce sanctifiante.
Elle ne devient complètement efficace
que par le dégagement continu de toutes
les chaînes qui nous retiennent attachés
aux exigences du Moi.

3. — Sous la direction bienfaisante de
la Grâce sanctifiante, les plus hauts problèmes de la Vie et de la Destinée s'éclair-
cissent peu à peu, et il ne reste plus
aucun doute sur la possibilité de parvenir à leur solution.

4. — La culture de la Grâce sanctifiante ne suffit cependant pas pour nous
donner le mot suprême de l'énigme de
l'Existence, mais elle nous apprend à
épeler sur le grand livre de la Connaissance où le mot suprême de cette énigme
est écrit et expliqué. La route à parcourir est encore très longue, mais nous
y avançons d'un pas assuré, et déjà nous
pouvons en reconnaître l'étendue et en
apercevoir le terme.

5. — La continuité des effets de la

Grâce sanctifiante exige des conditions de vie que les créatures arrivent rarement à remplir d'une manière complète. Les exigences de la vie mondaine rendent le plus souvent ces conditions impossible à remplir. Il en résulte que les effets de la Grâce sanctifiante, pour le plus grand nombre des êtres, ont un caractère fugitif et en quelque sorte sporadique.

6. — Il suffit néanmoins que les éclairs lumineux provoqués dans la Conscience intime par les météores de la Grâce sanctifiante ne reparaissent pas à des espaces de temps trop éloignés, pour que le retour en arrière ne soit pas à craindre.

7. — Nos efforts de Rectification incessante, durant la vie actuelle, contribuent pour beaucoup à faciliter l'éclosion de la Grâce sanctifiante ; mais ils peuvent être parfois insuffisants pour y réussir, si les fautes de nos existences antérieures nous ont conduit, dans notre existence actuelle, à une trop servile subordination aux effets de nos désirs et de nos passions égoïstes.

8. — Si les conditions de notre existence actuelle ne sont pas trop défavora-
bles au développement continu de la
Grâce sanctifiante en nous, si nous par-
venons à échapper dans une mesure assez
large au tourbillon de la vie mondaine
et à ses conséquences démoralisatrices,
c'est au moyen de la Méditation suprême
qu'il nous sera donné de parvenir à la
dernière période de notre travail éman-
cipateur.

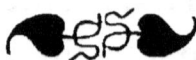

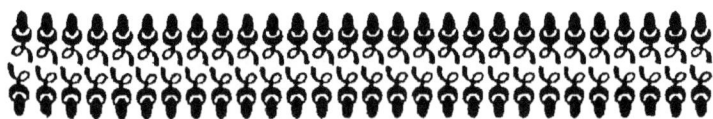

VII

LA MÉDITATION

1. — Les êtres, pouvant aboutir à leur émancipation au moyen des deux véhicules (l'Amour et la Recherche), se trouvent dans des conditions différentes pour se livrer à la Méditation suprême, suivant qu'ils ont fait surtout usage du Véhicule de l'Amour ou du Véhicule de la Recherche. L'usage exclusif d'un seul de ces deux véhicules ne permet pas de tirer tout le parti possible de la Méditation.

2. — Les êtres qui ont surtout fait usage du véhicule de l'Amour arrivent à pratiquer « la Méditation contemplative ». Les êtres qui ont surtout fait usage du

véhicule de la Recherche arrivent à pratiquer la « Méditation investigatrice ».

3. — La Méditation contemplative conduit à l'Extase. L'Extase est un état de l'esprit pendant lequel l'homme, en quelque sorte transporté en dehors de lui-même pour ne plus vivre que de la vie de la Nature universelle, cesse de se trouver dans la dépendance de ses sens dont les fonctions sont momentanément suspendues. Cet état, tout en présentant des rapports avec la catalepsie, diffère de cette condition pathologique parce qu'il n'y a pas suspension des facultés intellectuelles [1].

4. — Si l'Extase se manifeste chez un individu avant qu'il s'y soit complètement

[1]. « La vertu, dit Hughes de Saint-Victor, contemporain de saint Bernard et d'Abélard, consiste à *s'anéantir* soi-même au sein de Dieu, à répudier, comme une illusion de la pensée *trompée par les sens,* toute distinction entre la créature et le Créateur » (Ad. Franck, *Nouveaux Essais,* p. 342).

préparé par l'emploi de deux Véhicules,
il peut aboutir à des troubles encépha-
liques souvent graves et l'éloigner de la
voie de la Connaissance.

5. — La pratique de l'Extase exige un
développement préalable de l'abnégation
qui ne peut se produire que chez les êtres
qui ont pratiqué largement le culte de la
Rectification et obtenu, par la Grâce sanctifiante, les forces nécessaires pour éviter
les dangereux écarts qui sont la conséquence de l'état de névrosisme anormal.
Les troubles organiques, qui se manifestent parfois durant ou après l'Extase,
sont la conséquence des sentiments
égoïstes qui, chez les individus, ont pu
survivre au travail réparateur de la Réaction conscientielle.

6. — La Méditation investigatrice diffère de la Méditation contemplative par
la manière dont elle se produit et se développe.

Tandis que la Méditation contemplative
se traduit par des effets rapides et souvent

insaisissables, parfois même alors que l'être qui en est pénétré s'y attend le moins, — la Méditation investigatrice n'est autre chose qu'un développement lent et continu du travail de la pensée qui a su se dégager des entraves du monde extérieur et de la domination des sens.

7. — Le critérium pour juger du caractère légitime de la Méditation contemplative, aussi bien que de celui de la Méditation investigatrice, se trouve dans les conditions de vie de ceux qui se livrent à l'un et l'autre de ces deux genres de méditation [1]. Il ne peut laisser aucun doute dans l'esprit de celui qui a déjà pénétré assez avant dans la voie de la Rectification par l'emploi simultané du Véhicule de l'Amour et du Véhicule de la Recherche.

8. — La manifestation des facultés con-

---

1. « Nolite omni spiritui credire, sed probate spiritus si ex Deo sint. » (Saint Jean, 1re *Épître*, IV, 1).

templatives chez l'être qui a rempli les
conditions nécessaires pour en tirer parti,
peut être facilitée par les conditions de
milieu dans laquelle il se place. L'enseignement bouddhique recommande de se
préoccuper tout particulièrement de ces
conditions [1].

6. — Le bouddha Çâkya-mouni a enseigné que les plus grands fruits pouvaient être tirés de la méditation [2].

[1]. Le bouddha Çâkya-mouni invite sans cesse
ses disciples à veiller avec zèle sur eux-mêmes
et à se livrer à la Méditation. La formule qu'il
emploie dans ce but est au fond la même dans
tous les soûtras (voy. notamment *Mahâ-Parinibbâna-Sutta,* dans Rhys Davids, *Buddhist Suttas,*
1881, p. 29).

[2]. « Grand est le fruit, grand est l'avantage
de la Méditation réelle, quand elle tire son point
de départ d'une conduite régulière ». *Mâhâ-
Parinibbâna-Sutta,* 1, 18.) Cette formule est sans
cesse répétée par le Bouddha.

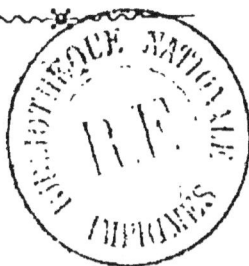

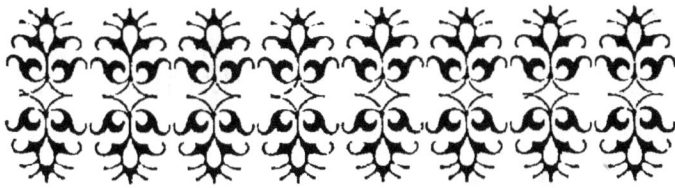

CONCLUSIONS

I

LA RÈGLE DE CONDUITE

1. — La créature, appelée à revenir à sa source pour y apporter le complément nécessaire de sa collaboration méritoire à l'œuvre du Grand-Tout, est soumise aux conséquences de la Liberté qui lui ouvre simultanément la voie du Bien et la voie du Mal.

Pour accomplir sa mission, elle doit s'imposer le devoir de parcourir la voie du Bien et de se détourner de la voie du Mal.

2. — La doctrine bouddhique du Devoir se résume en trois Commandements :

a. S'abstenir du péché ;

b. Acquérir la vertu ;

c. Éclairer son cœur [1].

3. — Ces trois Commandements ouvrent à l'être trois Portes par lesquelles il doit passer pour arriver à sa condition suprême :

a. Se rectifier soi-même ;

b. Aider tous les êtres ;

c. Chercher la Connaissance (par l'accomplissement de la Loi du Devenir).

4. — Il doit travailler à sa Rectification dans son corps, dans sa parole et dans son esprit [2].

a. Dans son corps, en devenant insensible aux jouissances matérielles [3], à la fatigue et à la souffrance ;

1. *Dhammapada,* ch. xiv et xx.

2. *Dhammapada,* ch. xx.

3. « Une pluie d'or ne suffirait pas pour assouvir la soif de la jouissance. » (*Dhammapada,* ch. xiv.)

b. Dans ses paroles, en évitant le mensonge, l'amertume et la futilité;

c. Dans son esprit, en cultivant l'amour, l'étude et la grâce sanctifiante.

5. — Il doit aider tous les êtres à l'accomplissement de leur mission :

a. Par le corps, en travaillant pour autrui, en donnant à autrui, en secourant autrui, en aidant à la rectification d'autrui [1];

b. Par la parole, en disant la vérité à autrui, en encourageant autrui, en aidant à l'émancipation d'autrui;

c. Par l'esprit, en cherchant la vérité pour la faire connaître, en défendant la vérité, en se sacrifiant pour la vérité.

---

[1]. Il semble résulter de quelques anciens textes bouddhistes qu'aucun être ne peut contribuer à la purification d'un autre (*Dhammapada,* v. 165); mais cette donnée ne résulte que d'une mauvaise interprétation de ces textes. Les conséquences utiles des bons contacts, des bons exemples, sont explicitement enseignés par le Bouddhisme. (Voy. notamment le *Dhammaçariya sutta.*)

6. — Il doit poursuivre l'obtention de la Connaissance :

a. En ce qui concerne le corps, par une tendance continue à obtenir le calme des sens, par un hygiène favorable au travail de l'esprit, par le développement des foyers incubateurs de la pensée ;

b. En ce qui concerne la parole, en recherchant un langage clair, en évitant les malentendus, en définissant nettement les expressions ;

c. En ce qui concerne l'esprit, en développant les bons sentiments du cœur, en accueillant l'intuition (sentiment préconscientiel), en réglant le travail de la pensée (conscience).

7. — Tous les êtres n'étant pas également dans des conditions favorables pour aboutir par une voie directe à leur destinée, accomplissent néanmoins leur devoir s'ils se conforment aux préceptes suivants :

a. Ne jamais douter qu'il soit possible d'arriver à la Rectification complète et à la Connaissance ;

b. N'attendre la Connaissance que de la Rectification ;

c. Examiner chaque jour sa conscience ;

d. Pratiquer le culte du remords ;

e. Éviter les occupations frivoles et se livrer aussi souvent que possible au travail de la Méditation ;

f. Pratiquer la Charité *consciente* en vue du Grand Nivellement ;

g. Se consacrer soi-même prêtre de l'œuvre du Devenir et se livrer à l'apostolat dans la mesure de ses moyens.

8. — La Charité doit être la principale occupation de la créature ; l'étude du Dogme religieux et les pratiques du culte ne doivent la préoccuper que subsidiairement [1]. En conséquence, l'être doit se

---

1. « Les Soûtras, dit Eugène Burnouf, nous donnent la preuve directe que le bouddha Çâkya-mouni mettait l'accomplissement des devoirs moraux bien au-dessus de la pratique des cérémonies religieuses » (*Introduction à l'histoire du Bouddhisme indien*, 2ᵉ édition, p. 301 ;

refuser d'accomplir la recherche de certains problèmes dont la solution nécessiterait un temps plus long que celui dont il peut disposer, alors qu'il y a des motifs supérieurs pour consacrer toutes les forces dont il dispose à la culture d'un ordre d'idées plus immédiatement fécond, c'est-à-dire à la pratique du dévouement envers autrui et à la rectification envers soi-même.

9. — La Foi dans la possibilité d'atteindre à la Connaissance est supérieure à la Raison; mais il n'existe point de désaccord réel entre la Foi et la Raison [1].

cf. Saint Marc, *Évangile,* XII, 31). — Le culte chez les bouddhistes, s'appelle *pûdjâ,* c'est-à-dire « rendre hommage (à la mémoire de ceux qui ont pratiqué le bien et servi de modèle à l'humanité »; c'est à tort qu'on lui a donné le caractère d'une « adoration ».

1. Le décret de la *Congrégation de l'Index* (1855), déclarant que la Foi est au-dessus de la Raison (Fides est supra Rationem), peut être interprété dans un sens qui, loin d'être absurde, comme le pensent certains libres-penseurs,

Lorsque la créature sent faiblir le travail de sa Raison, elle doit demander secours à la Charité.

Par la Charité, la créature se retrempe à la source éternelle du Bien ; car la Charité n'est pas seulement un don de la Nature suprême, mais elle est identique à la Nature suprême [1].

10. — Pour faciliter l'œuvre du Grand Nivellement, l'être en voie de rectification doit repousser toute discussion religieuse qui peut causer des disputes entre les hommes ou les diviser au lieu de les unir dans une seule et unique pensée, l'accomplissement de la Loi du Devenir

---

répond au contraire à une vérité philosophique de la plus haute importance.

1. C'est la parole de Hughes de Saint-Victor : « La Charité, dans sa plus haute formule, l'abnégation aimante en d'autres termes, n'est pas seulement un don de Dieu, c'est Dieu lui-même. » (Charitas non solum donum dei, sed etiam Deus dici potest.) (Ad. Franck, *Nouveaux Essais*, p. 342.)

par les deux véhicules : celui de l'Amour
et celui de la Recherche.

11. — Nul ne doit croire à un enseignement, si cet enseignement révolte sa
Raison ; mais lorsqu'il a acquis la conviction qu'un enseignement est vrai, il ne
lui est pas licite de l'abandonner, surtout
aux heures d'affaiblissement intellectuel
et de lassitude morale, et en particulier
au moment de la mort.

12. — Le remède contre l'affaiblissement intellectuel et la lassitude morale
se trouve dans les bonnes fréquentations
et dans la retraite..

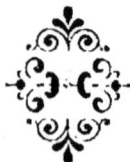

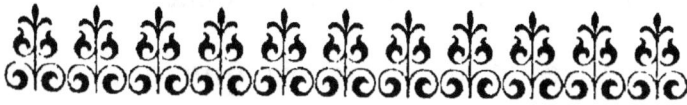

II

LA RÉCOMPENSE LÉGITIME

1. — Tout bon travail mérite salaire. L'hypocrisie seule s'est permis de dire qu'il fallait faire le bien uniquement pour le bien lui-même, sans espoir de rémunération[1]. Le droit à la récompense est enraciné dans le cœur de tous les êtres, aussi bien chez l'homme que chez l'animal.

2. — Néanmoins la notion de récom-

---

[1]. Les philosophies indiennes, comme certaines écoles du Christianisme, ont souvent condamné le désir d'une récompense pour les bonnes actions. (Cf. *Bhagavat Gita*, II, 49; le Fr. Yves Le Breton, cité dans mon *Taoïsme*, p. 127.)

pense et le caractère que doit avoir la récompense s'élève à mesure que l'être, quel qu'il soit, avance dans la voie du perfectionnement. L'homme en voie d'émancipation, ne peut consentir à se ravaler au point d'attribuer à la récompense qu'il ambitionne un caractère mercenaire. Il faut qu'elle soit digne du sentiment qu'il a acquis de son rôle dans l'univers et de sa mission.

3. — Toute pensée de faire le bien en vue de jouissances charnelles dans un autre monde [1] révolte l'esprit cultivé et réfléchi. Non seulement cette pensée lui semble dégradante, mais la raison lui dit qu'elle est contraire aux lois de la Nature et même au plus modeste bon sens.

4. — La pensée d'obtenir, dans une autre vie, des joies de l'ordre intellectuel, indépendante des sens, témoigne déjà d'une somme de progrès considérable chez l'être rationel et conscient. Il ne

1. *Dhammapada*, ch. xiv. — Lisez le *Qôran!*

tarde cependant pas à s'apercevoir qu'une telle perspective n'est pas à la hauteur du point de vue élevé qu'il a résolu de choisir. Une aspiration plus haute lui semble déjà possible dans la sphère où il évolue.

5. — La Conscience d'avoir collaboré à une grande œuvre, d'avoir apporté sa pierre bien taillée et bien polie à l'édifice du Devenir, d'être devenu un rouage utile de la grande machine universelle, suffit seule pour nous faire entrevoir une récompense digne de tous nos efforts et de toutes nos abnégations.

6. — L'être incomplètement émancipé peut juger cette récompense insuffisante, eu égard aux énormes sacrifices qui doivent être accomplis pour l'obtenir; mais une intuition secrète lui affirme bien vite le contraire, s'il a sincèrement entrepris le travail de la Rectification. Plus il avance dans la voie, plus cette récompense lui paraît grandiose et incomparable.

7. — Lorsqu'il a été enflammé par le

feu salutaire de la Grâce sanctifiante, lorsqu'il est parvenu à se débarrasser des chaînes de l'égoïsme et de l'ignorance, non seulement cette récompense lui paraît à tous égards satisfaisante, mais il l'entrevoit sous un jour nouveau qui en rehausse à l'infini la valeur et la portée.

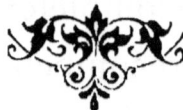

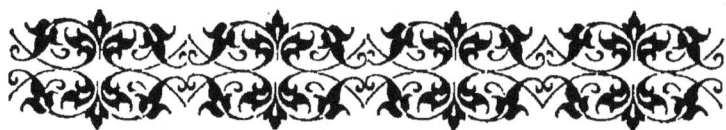

III

LA FIN SUPRÊME

1. — Tous les êtres, sans en excepter un seul[1], toutes les manifestations de la Nature, quels qu'en soient la forme et le caractère, sont appelés à la même fin : le retour dans le Grand-Tout.

2. — Le *Nirvâna* ou fin suprême des êtres, aussi bien que Dieu, ne peut être défini que d'une façon à tous égards im-

[1]. C'est à peine s'il y a lieu de mentionner une secte bouddhique qui établit une exception pour le chat, parce que, convoqué comme tous les autres animaux à assister à l'entrée du Bouddha dans le Nirvâna, ce petit félin s'était endormi en route et était arrivé trop tard pour assister à cette grande cérémonie.

parfaite et relative. Nous devons nous contenter d'en voir naître dans notre conscience intime la vague aperception.

3. — L'aperception de la fin suprême des êtres, comme celle de l'idée de Dieu, se produit toutefois d'une manière de plus en plus explicite, à mesure que nous avançons dans la voie de la rectification et du perfectionnement de nous-mêmes. Elle devient éclatante, lorsque nous avons coupé les liens qui nous rattachent à la vie matérielle et nous empêchent d'échapper au voile épais que nous impose le monde de la forme.

Jusque-là il doit nous suffire d'avoir la certitude que la fin de la créature est et ne peut être autre chose que le Bien suprême.

Les efforts de notre imagination sont impuissants à nous fournir la notion de ce Bien suprême qui doit dépasser de toute l'étendue de l'infini les concepts les plus vastes et les plus magnifiques de notre ambition et de nos espérances.

APPENDICES

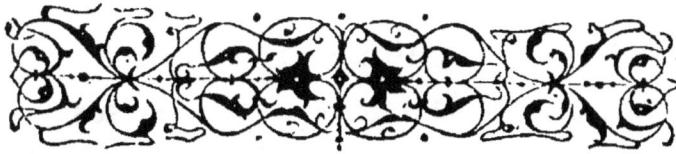

PREMIER APPENDICE

RÉSUMÉ DE LA DOCTRINE
DE L'ÉCOLE ÉCLECTIQUE

I

LES PRINCIPES

1. — Une Loi intelligente préside à l'évolution universelle de la Nature. On l'appelle la Loi du Devenir.

2. — La Nature est une. Les divisions opérées dans la Nature par les hommes n'ont rien de réel.

3. — L'œuvre de la Nature est essen-

tiellement continue. Les solutions de
continuité n'existent pas dans ses principes : elles ne sont qu'apparentes dans
ses manifestations.

4. — L'accomplissement de la Loi du
Devenir est la réalisation de la Perfection Absolue.

5. — Tous les êtres peuvent acquérir
une aperception de cette loi, à l'accomplissement de laquelle tous sont soumis,
sans pouvoir se dispenser d'y collaborer.

6. — L'aperception de la Loi du Devenir amène à la Certitude. Le seul criterium de la certitude est le criterium
intérieur. Les déclarations de nos sens
sont trompeuses.

7. — On appelle *Science* les acquisitions faites par les sens au moyen de
l'observation et de l'expérience. On appelle *Connaissance* les acquisitions faites
par le travail de notre organisation intime.

8. — La science ne peut nous apprendre que des probabilités; la Connais-

sance seule peut nous conduire à des certitudes.

9. — Les vérités que nous acquérons par la Connaissance sont des vérités absolues ; mais ces vérités nous apparaissent d'une façon plus ou moins lucide, plus ou moins complète, suivant la sphère de progrès dans laquelle nous évoluons.

10. — Les sphères de progrès résultent soit des acquêts provenant de l'atavisme et de la solidarité intellectuelle et morale des êtres, soit des efforts que nous savons faire pour diminuer nos passions, purifier notre âme, éteindre nos sentiments égoïstes et nous identifier avec la Loi suprême de la Nature universelle.

11. — Le progrès collectif des êtres est soumis à la loi de la Progressivité suffisante. Par *Progressivité suffisante*, on veut dire que la Connaissance est limitée et relative aux conditions de temps et de milieu qui président à l'évolution des créatures.

12. — L'être individuel peut franchir le cercle de la sphère d'évolution où il se trouve engagé, dans la mesure de la somme des conquêtes qu'il a su, sait ou saura faire sur lui-même.

13. — Les conquêtes de l'être sur lui-même se réalisent par la rectification incessante du cœur, la diminution et la suppression des désirs, l'amour désintéressé de tout ce qui existe, l'abnégation personnelle.

14. — L'être, dans sa condition originelle, est soumis aux appels de l'*Instinct;* durant cette période, il fait le bien d'une façon inconsciente, en quelque sorte fatale ou mécanique.

15. — A mesure que l'être se développe et observe au moyen de ses sens le monde ambiant, il voit diminuer en lui les appels de l'instinct, qui sont remplacés peu à peu par les premiers effets de ses raisonnements. Ces premiers effets font naître chez lui le sentiment de la *Concurrence vitale.*

10. — A ces premiers effets, et plus ou moins vite suivant la somme d'efforts que l'être accomplit pour s'associer à l'œuvre de la Nature universelle, il sent naître, dans son for intérieur, les revendications de la *Réaction conscientielle.* La Connaissance dépend, pour lui, de la prépondérance de cette réaction sur sa pensée et sur ses actes.

Pour les disciples de l'École,

Frédéric LAWTON.

D. MARCERON.

Jacques TASSET.

G. ÉLOFFE.

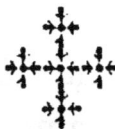

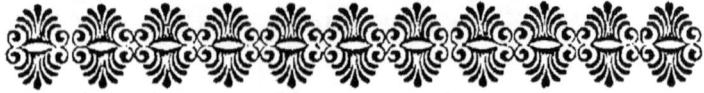

II

LA DISCIPLINE
OU RÈGLE DE CONDUITE

VINAYA.

PETITE RÈGLE

1. — Travailler sans cesse à se rectifier soi-même.

2. — Prêter secours à toutes les créatures.

3. — Chercher la *Connaissance* par l'étude fondée sur l'amélioration du cœur.

4. — Propager l'enseignement de la *Loi du Devenir*.

5. — Aimer la suprême perfection de la toute puissance de son âme, et étendre

cet amour à tous les êtres en vue du *Grand Nivellement.*

6. — Éviter de causer la mort, afin que toute mission puisse s'accomplir.

7. — Ne jamais abuser de la confiance et s'abstenir du mensonge.

8. — S'efforcer d'acquérir la patience et de maîtriser ses désirs.

9. — Pratiquer le culte du Remords et travailler à devenir capable d'abnégation.

10. — Supporter sans rancune les affronts et les injustices. Rendre le Bien pour le Mal aux êtres capables de Remords.

11. — Ne jamais faire appel au hasard. Condamner le duel et toutes les revendications par la force, lorsque la force n'est pas immédiatement corrélative du *Droit.*

12. — N'ambitionner comme récompense que le bonheur d'avoir contribué à l'accomplissement de l'œuvre de la Nature universelle et n'attendre son salut

que de l'Amour sans borne et de la Contrition parfaite.

GRANDE RÈGLE

1. — Accomplir les trois grands Devoirs :

a. Se rectifier soi-même ;

b. Aider tous les êtres, c'est-à-dire tout ce qui a vie dans la Nature ;

c. Chercher à acquérir la Connaissance en subordonnant toute autre occupation à son étude.

2. — Ne jamais s'abandonner au sommeil quotidien sans s'être préalablement demandé quel effort on a accompli pour rectifier ses défauts et pour collaborer à l'œuvre de la Nature universelle.

3. — Pratiquer la *Charité consciente* et travailler à l'œuvre du *Grand Nivellement.*

4. — Considérer comme un crime le scepticisme qui nous porte à renoncer à

la Recherche, et faire des efforts conti-
nuels pour se soustraire à ses assauts.

5. — Travailler avec ardeur à acquérir
la *Connaissance*, et bien se convaincre
que, pour y parvenir, toute étude est inutile, si elle n'est pas appuyée sur l'amélioration de soi-même et sur la destruction
graduelle de nos instincts égoïstes.

6. — Aimer la suprême Perfection de
toute la force de son âme, et étendre cet
amour à toutes les créatures en tant
qu'elles travaillent à s'associer à la *Loi du
Devenir*.

7. — Se consacrer soi-même prêtre
de la grande œuvre du Devenir, et dès
lors se soumettre de la façon la plus ri-
goureuse, la plus absolue, aux injonctions du sacerdoce qu'on aura constitué
en soi-même, surtout aux heures de
fatigue ou d'affaiblissement moral, et en
particulier à l'approche de la mort.

8.— Propager l'enseignement de la Loi
du Devenir et la faire connaître à tous
les hommes.

9. — Sauvegarder la vie de tous les êtres, afin que la mission de chaque existence puisse s'accomplir sans retard.

10. — Ne jamais commettre d'abus de confiance et s'abstenir du mensonge.

11. — S'efforcer d'acquérir la patience, la suppression des désirs égoïstes et l'abnégation.

12. — Admirer sans restriction le dévouement et les bonnes actions chez autrui, et travailler à s'en rendre soi-même de plus en plus capable.

13. — Supporter les affronts, pardonner les injustices et avoir de la commisération pour ceux qui ont eu le malheur de s'en rendre coupables.

14. — Ne jamais faire appel au hasard. Condamner le duel et ne jamais y prendre part, même comme témoin.

15. — Ne reconnaître comme légitime, en fait de guerre, que celle qui a pour but de supprimer les armées et les engins de destruction.

16. — N'avoir ni attachement pour la

vie ni répulsion pour la mort. Éviter les occupations frivoles.

17. — Travailler sans relâche à anéantir les causes de division, de jalousie ou de rivalité entre les hommes.

18. — Se conformer aux principes de la *Progressivité suffisante* et ne pas travailler à satisfaire une curiosité vaine ou intempestive.

19. — Ne pas désirer de récompense mercenaire, mais vivre dans la pensée incessante d'obtenir l'incomparable bonheur d'avoir accompli sa tâche dans l'œuvre, du Devenir.

20 — Attendre son salut du Travail, de l'Amour et de la Contrition parfaite.

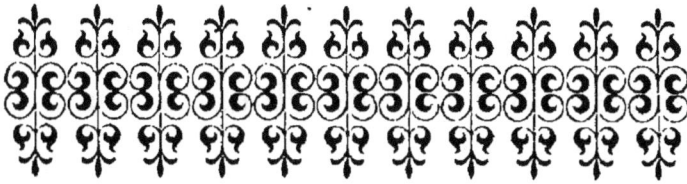

SECOND APPENDICE

SUR
QUELQUES DÉCLARATIONS
DU BOUDDHISME INDIEN

I

LES QUATRE VÉRITÉS SALUTAIRES
(Arya Satyâni)

On attribue au bouddha Çâkya-mouni
l'énonciation de « Quatre vérités salutaires » au moyen desquelles l'homme parvient à dissiper les ténèbres de son esprit
et à anéantir les causes de la souffrance :

Ces quatres vérités salutaires sont :

1. La souffrance ;

2. Les causes de la souffrance ;

3. La suppression de la souffrance ;

4. La voie qui mène à la suppression de la souffrance.

Ces « Quatre vérités salutaires », exprimées à peu près dans ces termes par les auteurs des catéchismes [1], ne nous sont pas présentées d'une façon qui justifie l'importance exceptionnelle qu'on leur attache dans un grand nombre d'écoles bouddhiques. D'abord, il ne s'agit pas, dans la formule qu'on nous donne ainsi, de *quatre* vérités, mais d'une seule : « L'existence est un mal. » Et encore cette vérité n'est-elle pas à l'abri de la critique, car si l'existence est un mal, l'univers est une œuvre de hasard, méchante, sans logique et sans raison, contre

---

1. Soubhadra Bhikshou, *Catéchisme Bouddhique*, 1889, p. 57; Olcott, *Catéchisme Bouddhique*, 32ᵉ édition, p. 27.

laquelle il n'y a rien à faire, parce qu'on ne lutte pas contre le hasard, parce que le bon sens le plus rudimentaire nous enseigne qu'il faut s'abstenir de toute action (comme le conseillent d'ailleurs le Taoïsme et plusieurs écoles du Bouddhisme), là où nous ne pouvons ni rien prévoir, ni rien comprendre.

Ce n'est certainement pas par la mention de ces Quatre vérités salutaires que la philosophie bouddhique occupe une place si proéminente dans l'histoire de l'esprit humain. Si telle avait été la base fondamentale de la doctrine du Tathâgata, il se serait montré au point de départ très inférieur à d'autres philosophes, à saint Bernard, par exemple, qui a dit : « Si la souffrance n'existait pas dans le monde, la prière ne devrait pas avoir d'autre objet que d'en demander à Dieu la création. » Le Bouddha n'aurait pas même compris l'idée brahmanique qu'il a eu la gloire de rectifier et d'établir sur de solides assises, car l'idée brahmanique

repose sur une aperception puissante,
bien qu'incomplète, de la Loi du Devenir, loi qui serait sans valeur et sans réalité s'il n'était pas établi que l'œuvre de
la Nature universelle est bonne, consciente, logique et continue.

Si, au contraire, la souffrance est considérée comme l'aiguillon du travail, il ne
s'agit plus pour l'homme de vouloir y
échapper, mais bien d'en tirer parti pour
l'accomplissement d'une tâche essentiellement excellente, d'une tâche qui l'associe
à la condition même du Grand-Tout. La
part d'associé qui lui est offerte, il ne saurait s'acheter trop cher ; et, dans son for
intérieur, il répugnerait à l'être conscient
de se plaindre du prix et de le discuter.

Il ne faut voir, je crois, dans les Quatre
vérités qu'un corollaire infime du grand
problème posé par le Bouddhisme, corollaire qui a sa pleine raison d'être, mais non
point sur le premier plan de la doctrine.
Je crois enfin qu'il y a lieu d'en modifier
l'énonciation de la manière suivante, qui

est justifiée par des travaux d'exégèse empruntés aux sources orientales.

Les « Quatre Vérités » (*ârya satyâni*) sont :

1. *Doukha*, la souffrance est inhérente à tout être qui vit ;

2. *Samoudaya*, la pléthore (de la souffrance) a pour cause les passions ;

3. *Nirôdha*, la suppression des passions est possible ;

4. *Mârga*, il y a une voie (qui aboutit à cette suppression).

Dans ces termes, on comprend qu'il s'agisse de « quatre vérités » ou tout au moins de « quatre affirmations » ; et l'idée fausse que la souffrance est un mal et partant un méfait, ne peut plus être imputée au bouddha Çâkya-mouni.

On verra, je l'espère, par ce premier exemple, combien il est indispensable de réfléchir sur la manière de bien rendre une idée philosophique, si l'on ne veut pas qu'il résulte les conséquences les plus fâcheuses de sa mauvaise énonciation.

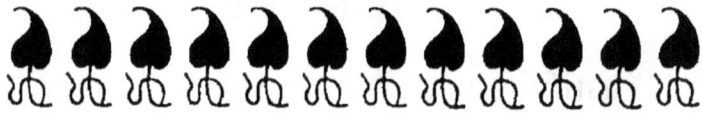

II

LE DÉSIR DE VIVRE

(*Bhava*)

Le désir de vivre ou *bhava*, qui nous porte à nous attacher à l'existence sensuelle (*oupâdâna*), est, suivant le Bouddhisme, la cause de nos réincarnations, et par conséquent des souffrances qui sont inhérentes à la vie. Le devoir du sage est de s'efforcer à éteindre en lui le désir de vivre.

Les observations, présentées plus haut relativement aux Quatre vérités salutaires, s'appliquent également à l'idée du *bhava*. Nous ne devons pas tenir à la vie,

du moment où elle ne peut plus servir
en rien à l'accomplissement de notre
mission sur la terre; mais il est naturel
que nous y tenions tant qu'il nous reste
encore des moyens d'avancer dans la
route à parcourir.

Je dois mentionner néanmoins une
objection qui m'a été faite par un bonze
japonais et sur laquelle il n'est pas inutile
de réfléchir : « Pour l'homme qui s'est
bien pénétré de la foi bouddhique, c'est
un tort de tenir à la vie quand bien même
on aurait la conviction de pouvoir en
faire un emploi utile. D'abord, cette conviction est presque toujours un faux
fuyant pour repousser un sacrifice que
nous avons la faiblesse de redouter.
Ensuite, elle a le défaut d'être en révolte
avec nos principes. Si, en effet, nous
avons su rendre notre esprit suffisamment
fort pour se désintéresser aux appels de
la chair, nous sommes devenus plus aptes
que jamais à approcher du Nirvâna. Nous
avons donc tout avantage à quitter ce

monde pour renaître dans des conditions nouvelles et à coup sûr plus favorables pour avancer rapidement dans la Voie. »

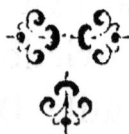

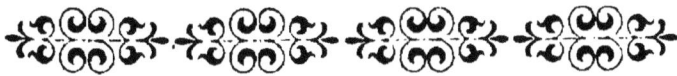

III

DE LA RÉSULTANTE DE L'ACTION

(*Karma*)

On désigne sous le nom de *karma*
« activité », le principe en vertu duquel
une créature (animal, homme ou ange),
aussitôt morte, renaît dans des conditions plus ou moins heureuses ou malheureuses, suivant la somme de mérite
(*kousala*) ou de démérite (*akousala*), de
sagesse ou de vice qu'elle aura accumulée
pendant chacune de ses existences successives. Ces existences successives ont pour
cause la soif de jouissances (*trishna*)
qu'éprouve l'être non encore émancipé et
qui le porte à se cramponner à la vie (*oupá-*

dâna) comme un homme qui se noie à la branche d'un arbre. Les sensations, qui proviennent du contact des sens avec le monde extérieur et produisent avec les désirs le besoin ardent de les satisfaire, entretiennent les germes vitaux qui produisent de nouvelles existences, c'est-à-dire de nouvelles agrégations de *skandas,* de nouveaux corps mus par des tendances et des aspirations nouvelles [1]. Le *rahat,* ou être entièrement dégagé de l'esclavage du désir, est sûr d'entrer à sa mort dans le Nirvâna, parce qu'en lui le karma, cause des renaissances, n'existe plus [2]. Tant que le karma, en effet, n'a pas été détruit, il est inséparable de l'être : « Semblable à l'ombre, a dit Nagasêna, le karma suit toujours l'individu en quelque lieu qu'il se trouve. »

L'idée du karma, avec les développe-

[1]. Rhys David, *Buddhism,* 1887, p. 101.

[2]. Spence Hardy, *A Manuel of Buddhism,* 1853, pp. 39 et 253.

ments qu'elle comporte, est une des plus importantes de l'ontologie bouddhique.

Cette idée repose-t-elle sur des bases assez solides pour qu'on puisse l'admettre au titre d'une vérité définitivement acquise et établie sur des preuves irréfragables?

Je crois qu'il y a avantage, pour le progrès des études philosophiques, à ne répondre à cette question qu'avec la plus grande réserve, aussi bien s'il s'agit de l'accepter que de la repousser. L'assise la plus résistante du dogme de la réincarnation consiste dans une « nécessité » qui domine toute l'économie du système bouddhique. La doctrine darwinienne de l'évolution, en somme, ne possède guère que des fondements de la même nature : sans cesse contredite par des faits que sans doute nous voyons mal ou que nous ne comprenons pas, elle s'impose néanmoins par ce motif que mieux que toute autre elle rend plausible une conception générale de l'univers. Si l'on objecte que

les forces militantes de notre conscience
ne suffisent pas pour nous apporter la
certitude du sujet du dogme de la transmigration des êtres, le bouddhiste nous
oppose un argument contre lequel il est
bien difficile de s'inscrire en faux. Cet
argument, le plus considérable de la doctrine du Çâkya-Mouni, se résume en ces
termes : « L'aperception des lois de la vie
et de la destinée s'accroît en raison directe
de la somme de Rectification morale que
nous savons opérer dans notre personne;
cette aperception devient une lumière
complète, lorsque nous sommes parvenus à anéantir le sentiment égoïste de
notre individualité et à nous confondre,
en nous y associant, dans la Loi éternelle
et absolue. »

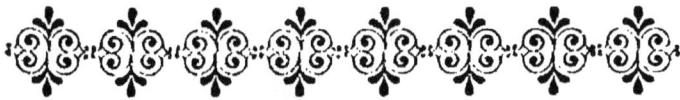

IV

LA VIE ASTRALE

Si l'on tient à demeurer d'une façon absolue dans le domaine de la science dite « positive » de l'expérience et de l'observation, le problème de la vie astrale doit être mis de coté comme étant en dehors de la sphère actuelle de nos aperceptions. On ne saurait affirmer cependant qu'il soit en dehors de cette sphère d'une façon absolue. Ainsi, il est certain que la vie existe dans les planètes et dans les étoiles, aussi bien que sur notre globe. Partout où la matière existe, il y a force, mouvement et combinaisons; et là où la force, le mouvement et les combinaisons se produisent, il est impossible que la vie soit absente. C'est à peu près tout ce que nous pouvons affirmer, sans recourir aux procédés déductifs, si souvent dangereux, de la méthode apriorique.

De très curieux travaux ont été entrepris dans ces derniers temps sur l'analyse spectrale appliquée aux corps célestes; mais les conclusions qu'on nous présente au sujet de la composition chimique des astres ne sont peut-être pas aussi sûres que l'on veut bien nous le dire. Si les expériences et les observations faites sous nos yeux nous induisent sans cesse dans d'énormes méprises, à combien d'erreurs ne sommes-nous pas exposés lorsque nous nous occupons de corps perceptibles seulement avec une lunette et qui sont éloignés de ses lentilles par un espace immense dont nous ignorons la nature et le contenu; car il ne faut pas nous dissimuler que les hypothèses de la science au sujet de l'éther sont encore à peu près complètement gratuites? Nous ignorons

enfin si, dans les étoiles que nous aper-
cevons avec le télescope, il n'existe pas
des lois chimiques différentes de celles
de la terre et qui peuvent nous donner le
change quand nous observons à grande
distance la matière constitutive de ces
étoiles.

Arago, interrogé sur la question de
savoir s'il y a des habitants dans le soleil,
répondit qu'il n'en savait rien. Interrogé
de nouveau pour apprendre si le soleil
pouvait être habité, le célèbre astronome
répondit qu'il le croyait fermement. Dans
le premier cas, sa réponse avait été celle
d'un adepte de l'expérience et de l'observation; dans le second, elle a été celle
d'un penseur qui ne se décide pas à
repousser complètement les aperceptions
de notre organisme intime.

Ce n'est, en effet, que par les aperceptions de notre organisme intime qu'il
nous est permis de toucher, dès aujour-
d'hui, au périlleux problème du peuple-
ment des planètes. En nous appuyant

sur ces aperceptions, nous sommes très légitimement autorisés à dire que les corps célestes *doivent être* habités; il ne nous est pas licite d'affirmer qu'ils *sont* habités.

C'est pour rester dans la logique de son système, pour se soumettre à ses exigences, que le Bouddhisme a déclaré l'existence de la vie astrale. D'après cette doctrine, les mondes habités sont innombrables et les habitants de chacun d'eux subissent des conditions de vie en rapport avec la nature spéciale de ces différents milieux. De la sorte, les hommes sont appelés à renaître dans des mondes plus ou moins avantageux, suivant la somme de mérite et de démérite qu'ils auront acquise durant leur vie terrestre [1].

---

1. L'idée de renaissances dans les astres a été caressée par bien des penseurs, non seulement dans l'Inde, mais en Europe. Elle a été soutenue dans ces derniers temps par Blanqui et exposée avec de longs développements par M. Louis Figuier dans son livre sur *Le lendemain de la*

Les conditions d'existence et d'évolution sont les mêmes dans un certain nombre de mondes, mais elles sont diverses dans d'autres. Lorsqu'un Bouddha vient à naître sur la terre, notre planète est la plus favorisée de toutes celles qui existent dans l'univers [1].

Mort. — On pourra lire également avec un vif intérêt, sur cette question, l'ouvrage publié par M. Camille Flammarion sous le titre de *Uranie* (Paris, 1891).

2. Spence Hardy, *A Manual of Buddhism*, p. 36.

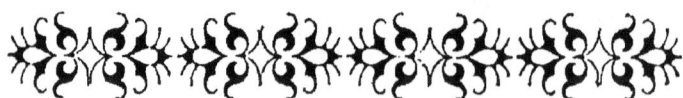

V

LES TROIS TRÉSORS

(*Triratna*)

On désigne communément, dans le Bouddhisme, sous le nom de *Triratna* « les Trois Trésors » : 1. La Sagesse par excellence (*Bouddha*); — 2. La loi (*Dharma*); — 3. La confrérie des religieux (*Sangha*).

Cette triade a été, dit-on, établie au commencement de notre ère par l'École du Grand-Véhicule (*Mahâyâna*), sous l'influence du Brahmanisme et de sa *Trimourti*, composée de Brahma, Vichnou et Çiva.

Çâkya-Mouni est considéré comme représentant l'Intelligence personnifiée ; la Loi ou Dharma est la formule de cette intelligence ; enfin la Confrérie des religieux en est la manifestation pratique. Quelques écoles placent en tête la Loi, d'où procède le Bouddha, c'est-à-dire l'énergie créatrice, qui produit avec la Sangha, troisième terme de cette trinité, la formule de l'enseignement intelligible dans la période actuelle d'évolution de l'humanité.

1. Eitel, *Handbook of Chinese Buddhism,* p. 150. — Hégésippe, l'un des plus anciens historiens ecclésiastiques (iie siècle de notre ère), avait, lui aussi, établi une formule trinaire comprenant : le Seigneur, la Loi et les Prophètes.

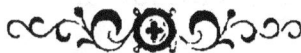

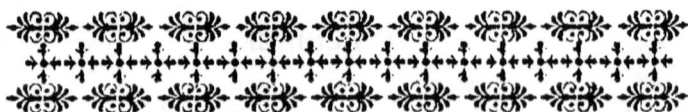

VI

LES ABSTINENCES

Suivant l'habitude orientale, le Bouddhisme a fixé un nombre sacramentel d'abstinences auxquelles le croyant est tenu de s'astreindre. Les cinq premières (*pantcha sîla*), mentionnées pas le Bouddha lui-même, sont seules obligatoires ; les autres ne le sont pas absolument.

Les cinq grandes abstinences sont :

1. Tuer ou causer la mort d'un être vivant ;

2. Prendre ce qui n'a pas été donné ;

3. Dire des mensonges ;

4. Faire usage de boissons enivrantes ;

5. Se livrer à des relations sexuelles illégitimes.

Les trois abstinences accessoires, sont :

6. Prendre de la nourriture après midi ;

7. Employer des parfums et autres futilités ;

8. Dormir sur un lit large et moelleux.

Les péchés sont également répartis en trois classes par les Bouddhistes, savoir :

Commis *par le corps :*

1. Le meurtre ;

2. Le vol ;

3. Les rapports sexuels illégitimes.

Commis *par la parole :*

4. Le mensonge ;

5. La calomnie et le bavardage ;

7. Les conversations frivoles.

Commis *par l'esprit :*

8. L'avidité ;

9. La ruse ;

10. Le scepticisme [1].

---

[1]. *Dhammika sutta,* cité par Rhys Davids, *Buddhism,* p. 142.

De nombreux commentaires ont été composés par les docteurs bouddhiques sur la nature de ces péchés et sur les moyens de les éviter. On rencontre dans ces commentaires des motifs à d'utiles réflexions.

LE MEURTRE. — Non seulement il ne faut pas donner la mort à un homme, mais on doit s'abstenir de couper court à une existence quelconque. Les dévots ont poussé jusqu'à la dernière limite l'obéissance à ce précepte. Ils ne se contentent pas de prendre une nourriture rigoureusement végétarienne, mais ils font filtrer l'eau qu'ils boivent pour ne pas engloutir les animalcules qu'elle renferme; ils prennent en outre le plus grand soin, lorsqu'ils marchent de ne pas écraser par mégarde les insectes qui pourraient se trouver sur leur chemin et se bornent à secouer la vermine qui les attaque sans jamais se résoudre à la faire périr.

Ces scrupules sont respectables, mais

leur exagération n'a pas été approuvée par Çâkya-Mouni. Dans une circonstance, en effet, le Bouddha a consenti à se nourrir de chair plutôt que de repousser un plat de viande qui lui était offert de bon cœur.

La nourriture végétarienne est sans contredit la meilleure, non seulement au point de vue de la morale, mais même à celui des intérêts de la créature : elle évite une foule de maladies, prolonge l'existence, conserve à l'esprit sa lucidité, et maintient les forces du corps d'une manière persistante et bien pondérée.

Il n'en est pas moins vrai que le végétarisme ne saurait être la condition générale de l'humanité sans que les milieux où elle évolue aient été préalablement l'objet de profondes transformations. L'École éclectique du Bouddhisme se fait un devoir d'étudier le problème de la nécrophagie ou nourriture cadavéreuse en usage parmi nous et les réformes dont cette pratique néfaste peut être l'objet dans les centres divers où vivent les nations modernes.

LE VOL. — L'abstinence du vol doit être surtout motivée par le mépris des richesses et par la croyance que l'accumulation des biens arrête la marche dans la voie du Devenir. Le Bouddhisme, ne reconnaissant la propriété que comme une institution néfaste et transitoire, ne défend, en effet, le vol que par ce qu'il est de nature à causer du trouble parmi les hommes, dans les conditions actuelles de leur système social; il le condamne enfin parce qu'il constitue un abus de confiance et que l'abus de confiance est au nombre des plus grands crimes.

LES RAPPORTS SEXUELS. — Non seulement le Bouddhisme prohibe les rapports sexuels, quand ils sont illégitimes, mais il les interdit d'une manière absolue à ceux qui, pour atteindre plus vite à la perfection, se décident à faire partie de la confrérie des religieux. La pensée de Jésus, à cet égard, a été évidemment la même que celle de Çâkya-Mouni. Néanmoins le Bouddha n'a pas été, toute sa vie célibataire, comme l'a été le Christ : il a eu une épouse qu'il a aimée d'amour charnel et qui lui a donné un enfant[1].

Au fond, ce que le Bouddhisme condamne dans les rapports sexuels, c'est le désir de jouissance qui les provoque et le névrosisme qui en est le principal instigateur. Dans les relations illégitimes, ce qu'il déclare péché, c'est le mépris du pacte conclu.

LE MENSONGE. — C'est avec raison que le Bouddhisme considère le mensonge comme une des fautes les plus graves que l'homme puisse commettre. Pour que le mensonge toutefois ait cette gravité, il faut qu'il ait le caractère de l'abus de confiance. On a souvent posé la ques-

---

1. Le viol est considéré par le Bouddhisme comme d'autant plus grave que la femme qui en est victime possède une plus haute valeur morale (Cf. Spence Hardy, *A Manual of Buddhism*, p. 467).

tion de savoir s'il était coupable de mentir pour éviter un grand malheur à son prochain [1], si, par exemple, une mère commet un acte condamnable dans le cas où elle fait un mensonge pour sauver la vie de son enfant. On peut se demander enfin si la morale réprouve un récit fabuleux qui n'a d'autre but que de distraire l'esprit.

La doctrine de Çâkya-Mouni ne transige point et refuse le bénéfice des circonstances atténuantes à l'homme qui déguise ou altère la vérité dans n'importe quel cas et pour n'importe quel motif. Elle ne se borne point à enseigner qu'il ne faut jamais faire de mensonge, quel qu'en soit le mobile, quelles qu'en puissent être les conséquences; mais, pour éviter les moindres écarts dans cette voie, elle défend les conversations frivoles [2].

1. Le Brahmanisme notamment penche pour enseigner la négative.

2. La gravité de la faute est en raison des conséquences que peut entraîner le mensonge (Spence Hardy, *A Manuel of Buddhism*, p. 469).

LE SCEPTICISME.—Si l'on cherche à bien se pénétrer de la pensée bouddhique, on est bientôt convaincu qu'elle considère le scepticisme comme la plus funeste des fautes [1]. Au fond, la même manière de voir se retrouve dans l'enseignement chrétien. Les deux religions, cette fois encore, sont logiques dans leurs principes. Convaincues qu'elles possèdent la vérité, et toute la vérité, il est bien naturel qu'aucun crime ne soit plus détestable à leurs yeux que le doute.

Le scepticisme n'est cependant pas toujours un défaut. Pendant le travail de la Recherche, c'est au contraire bien souvent une qualité, en ce sens que le doute arrête maintes fois les résolutions insuffisamment réfléchies. Il n'est criminel que lorsqu'il a pour conséquence immédiate la paresse de l'esprit, ou lorsqu'il conduit à l'indifférentisme. Dans cette éventualité, le Bouddhisme et le Christianisme

[1]. Spence Hardy, *Lib. cit.*, p. 472.

ont bien raison de le considérer comme une des maladies les plus corrosives de l'esprit humain.

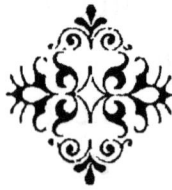

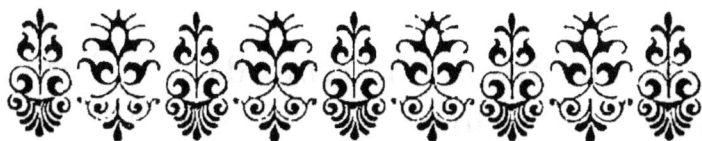

VII

LA MÉDITATION ET L'EXTASE

Çâkya-Mouni attachait une importance exceptionnelle à la Méditation. Conformément à sa doctrine, les bouddhistes enseignent que ce n'est pas par la prière que l'homme peut arriver au salut. La Loi suprême des Mondes étant l'absolue *justice* ne peut être influencée à aucun titre par les supplications des pécheurs ; les conséquences qu'entraîne toute faute ne peuvent disparaître que par le remords et le besoin de réparer, et encore à la condition expresse que l'amour du Bien, dégagé de toute crainte égoïste du châtiment, ait seul inspiré le remords et le besoin de la réparation.

En revanche, la Méditation, lorsqu'elle est entreprise dans les conditions morales nécessaires et avec des connaissances suffisantes pour bien savoir la diriger, a pour résultat de nous apprendre à nous mieux connaître nous-mêmes, à lire d'une façon plus fructueuse dans notre conscience et à éclairer notre esprit.

La direction du travail méditatif, pour aboutir aux effets désirables, exige une longue étude et une attention de tous les instants. Il faut, en outre, veiller sans relâche pour que la Méditation ne provoque ni un assoupissement de l'âme, ni un abrutissement de l'organisme intellectuel, ni une surexcitation névrologique intermittente et désordonnée.

Une certaine somme de Rectification accomplie est indispensable pour que la Méditation soit réellement instructive et salutaire. Il n'y a pas de méditation féconde pour qui n'a pas avancé déjà dans la voie de la sagesse, ni de sagesse sans méditation. Celui qui réunit la sagesse à la méditation est près du Nirvâna [1].

Le Bouddhisme énumère cinq sortes de Méditations :

La première est appelée *Metta-bhávaná* « Méditation sur l'Amour ». Elle engage l'homme à désirer pour autrui le calme qu'il désire pour lui-même et à souhaiter l'état salutaire de la quiétude pour ses ennemis comme pour ses amis.

La seconde méditation se nomme *Karouná-bhávaná* « Méditation sur la Compassion ». Elle provoque dans l'esprit la pensée que la foule des êtres est soumise à la Loi de la Souffrance, et qu'il faut faire tout ce dont on est capable pour arracher son prochain aux terribles effets de cette loi.

La troisième méditation est le *Moudita-bhávaná* « Méditation de la Joie », que le sage doit ressentir quand il songe aux

---

1. *Dhammapada*, ch. xxv, v. 372.

moyens d'amener les hommes dans la voie de la délivrance.

La quatrième méditation, ou *Asoubha-bhâvanâ* « Méditation de l'Impureté », fixe les pensées sur la condition abjecte de notre organisme matériel et sur la corruption de la chair, causes de nos perpétuelles renaissances et de toutes les vicissitudes de la vie.

La cinquième méditation enfin, est l'*Oupekshâ-bhâvanâ* « Méditation sur le Calme », durant laquelle le sage voit avec indifférence toutes les choses que l'homme du monde considère comme heureuses ou malheureuses, la puissance et l'oppression, l'amour et la haine, la richesse et la pauvreté, la célébrité et le dédain public, la jeunesse et la décrépitude, la santé et la maladie.

Pour l'esprit philosophique européen, il est bien évident que le champ de la Méditation s'étend encore ailleurs et qu'on peut y déposer des semences fécondes de nature à projeter la lumière sur bien des

faces du grand problème de la Destinée.
D'accord avec le Bouddhisme toutefois,
le Christianisme a admis des conditions
méditatives qui ont pour effet de rapprocher l'homme de la Divinité et même de
le confondre en quelque sorte avec Elle.
Ce sont ces conditions qui conduisent
l'âme à l'état auquel on a donné, suivant
la période de son évolution, les noms de
« ravissement » et « d'extase ».

La Méditation extatique a été cultivée
par certains bouddhistes, comme elle l'a
été par des Chrétiens : elle peut aboutir
à des résultats funestes pour l'intelligence, si les conditions nécessaires de son
développement ne sont pas remplies d'une
façon complète et si les êtres qui s'y
livrent ne se trouvent pas dans l'état voulu
pour échapper aux accidents de la névrose.
L'égoïsme est surtout le vice par lequel
l'âme se prépare à subir les troubles organiques [1]. L'expression des sentiments

---

1. D' Buchez, *Dictionn. des Harmonies*, col. 1324.

qu'éprouvent l'extatique est souvent inintelligible pour le monde extérieur; le langage arrive même à lui faire complètement défaut, et il ne trouve plus d'expressions. C'est sans doute le cas de sainte Thérèse, lorsqu'elle a écrit cette parole : « Enfin, je ne sais plus ce que je dis! [1] »

Quelle que puisse être la valeur religieuse de l'extase, l'homme d'étude doit en redouter les écarts et veiller avec une attention de tous les instants à ce que les nerfs ne prennent pas un trop grand empire sur les forces actives de sa pensée et de son intelligence.

[1]. Sainte Thérèse, *Le Château intérieur*, demeure VI.

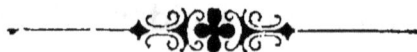

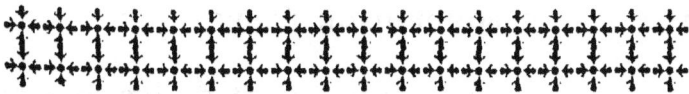

VIII

LES MIRACLES, LES CHARMES ET LES TALISMANS

Il serait profondément injuste de rendre la doctrine de Çâkya-mouni responsable des travestissements que lui ont fait subir certaines sectes bouddhiques. L'imagination indienne a badigeonné l'histoire de la vie du grand instituteur indien d'une légende merveilleuse qu'il faut dégager de tout lien solidaire avec l'enseignement du Maître. Là où s'est constitué une église, dans l'Inde et dans d'autres contrées de l'Asie, tous les moyens ont paru bons pour servir aux intérêts du commerce religieux, et la gent monacale n'a pas manqué une occa-

sion d'abrutir les masses et de les exploi-
tér en leur faisant croire aux miracles,
aux charmes et aux talismans [1].

Les écoles modernes les plus éclairées,
il faut le reconnaître, cherchent, depuis
quelque temps surtout, à s'affranchir des
dangereuses conséquences d'un héritage
démonétisé qu'elles doivent à des époques de foi naïve et d'obscurantisme.
Elles admettent, pour les hommes qui
ont su se dégager des liens de la chair
et notamment pour ceux qui se sont éle-
vés à la condition d'*arhat*, la faculté de
faire des « miracles » ; mais les miracles,
suivant leur manière de s'excuser, ne
sont rien autre chose que « l'application
de certains secrets de la nature [2] ». La
science du thaumaturge comprend celle

---

1. Le Bouddha a dit : « Je ne possède aucun
charme et j'ignore toutes les formules magi-
ques » (Mgr. Bigandet, évêque de Ramatha, *Vie
ou Légende de Gaudama,* p. 238).

2. Olcott, *Catéchisme bouddhique,* 32ᵉ édit.,
p. 64.

qui est dite *Laukika* ou « art de produire des phénomènes extraordinaires à l'aide de drogues et par la récitation de charmes ou *mantras* », puis celle qui est dite *Lokottara* dont on acquiert les secrets par le développement méthodique de certaines facultés internes ». Les pouvoirs qui résultent de la Laukika peuvent se perdre ; mais ceux qui proviennent de la Lokottara, « une fois acquis, le sont pour toujours [1] ».

Il faut tenir compte aux écoles qui cherchent à expliquer comment le Bouddhisme a pu admettre la possibilité des miracles des efforts qu'elles font pour donner une interprétation raisonnable à cette théorie et pour échapper aux dangers du ridicule. Elles arriveront toutefois bien difficilement à faire admettre aux penseurs sérieux que, par exemple, l'*Irdhi* ou pouvoir des arhats de voler dans les airs, de transposer les pôles de

---

1. Olcott, *Catéchisme bouddhique*, p. 65.

la terre, ou d'arrêter la marche du soleil, constitue un phénomène « parfaitement naturel et non surnaturel ».

La méthode éclectique, appliquée à l'étude du Bouddhisme, se refuse à examiner une telle théorie, ne la discute pas et la considère comme en dehors du cadre de ses études. En revanche, elle prend en sérieuse considération le principe suivant lequel l'homme peut arriver à étendre indéfiniment le champ de ses progrès dans le domaine de l'inconnu par le travail de Rectification qu'il opère sur lui-même et par les efforts qu'il accomplit pour se dégager de plus en plus de tous les esclavages de la chair.

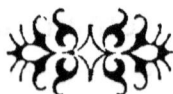

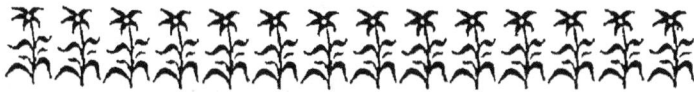

IX

LE SALUT

Le Bouddhisme enseigne que la prière, les cérémonies du culte et les mortifications ne servent en rien pour le salut des hommes.

DE LA PRIÈRE. — Suivant la doctrine bouddhique, la Loi suprême, qui ne saurait être autre chose que la Justice absolue, ne peut se laisser émouvoir ni modifier quoi que ce soit à ses arrêts par l'intervention indiscrète des pêcheurs.

La prière cependant n'est peut-être pas aussi infructueuse que le prétendent les écoles bouddhiques les plus éclairées : dans certains cas, en effet, elle peut servir avantageusement à la culture de notre organisme moral en prenant pour nous le caractère d'une *autosuggestion*.

DES MORTIFICATIONS. — Il n'est pas
absolument exact de dire que le Bouddhisme condamne les mortifications [1].
L'histoire de la vie de Çâkya-mouni pro-
teste contre une telle manière de voir.
De telles pratiques peuvent avoir leur
raison d'être à certains moments de la
vie; elles sont inutiles et puériles dans
d'autres moments. Le Bouddha jugea à
propos, au début de sa carrière ascétique,
de se livrer au jeûne et à toutes sortes de
macérations. Il s'aperçut cependant à la
fin que ces pratiques pouvaient être
inopportunes et qu'elles ne suffisaient
pas pour ouvrir la voie de la Connaissance. Il crut devoir y renoncer.

Si les pénitences et les privations volontaires que s'impose l'homme ont pour
résultat de compromettre sa santé et
d'affaiblir ses forces morales, non seulement elles ne doivent pas être prescrites,

1. Rhys Davids, *Buddhism*, p. 131.

mais le bon sens le plus rudimentaire exige qu'elles soient condamnées. Le devoir de la créature est d'accomplir une mission sur la terre en rapport avec son organisme : elle est coupable, lorsqu'elle fait quoi que ce soit qui puisse compromettre cet accomplissement ou même le rendre plus lent et plus tardif. A ce point de vue, on peut dire que la plupart des écoles bouddhiques, qui condamnent les macérations de la chair ne prohibent peut-être pas assez les macérations de l'esprit.

En tout cas, la prière et les mortifications ne peuvent être utiles au salut que si elles ont pour effet de développer les forces militantes de l'âme, sans amoindrir aucun des moyens que l'homme possède en son for intérieur pour triompher des exigences de la chair et atteindre à la Connaissance.

On a prétendu que, suivant la doctrine de Çâkya-mouni, un être ne pouvait absolument rien pour le salut d'un autre être. Cette opinion repose sur un pas-

sage du *Dhammapada* où il est dit :
« Pur ou impur, c'est par soi-même que
chacun l'est : on ne se purifie point l'un
l'autre [1]. » Je crois qu'il n'y a pas lieu
de s'y arrêter. Les livres bouddhiques,
comme la plupart des livres religieux,
fourmillent de passages discordants et
contradictoires. On en peut juger par le
verset qui suit celui-là même dont on
vient de donner la reproduction : « Nul
ne doit sacrifier son propre intérêt à l'intérêt d'autrui, quelque considérable qu'il
puisse être. Une fois bien pénétré de son
intérêt propre, on doit s'y appliquer sans
relâche [2]. » Bien que, d'après les exé-
gètes, il s'agisse du salut, les termes tout
au moins de ce verset hurlent à côté des
principes d'abnégation qui placent si
haut la morale du Tathâgata.

1. *Dhammapada*, v. 165. — Cette opinion ne
concorde pas précisément avec le précepte bouddhique du *Dharma tchariya soûtra* : « Soyez
pur, et vivez avec les purs. »

2. *Dhammapada*, v. 166.

La doctrine éclectique, se fondant d'ailleurs sur une foule de déclarations contenues dans les livres religieux et philosophiques du Bouddhisme, enseigne que l'homme peut non seulement contribuer au salut de ses semblables [1], mais même qu'il ne lui est pas licite de s'abstenir d'y contribuer [2]. C'est dans ce sens qu'il faut comprendre les préceptes relatifs aux devoirs de l'apostolat et la collaboration obligatoire de tous à l'œuvre du « Grand Nivellement ».

[1]. On peut aller plus loin et dire que l'homme peut également améliorer le moral des animaux. Il serait facile d'en donner des preuves.

[2]. Il faut considérer comme une monstrueuse interprétation de la pensée bouddhique le précepte suivant lequel il y a des êtres qui sont condamnés à ne plus même pouvoir acquérir des mérites. L'idée d'un Enfer perpétuel est en révolte complète avec les principes du Bouddhisme supérieur qui n'admet et ne peut admettre qu'un Purgatoire (Voy. Spence Hardy, A Manual of Buddhism, p. 449).

X

LA LOI D'AMOUR

Le Bouddhisme, comme le Christianisme, est essentiellement une Loi d'Amour; et c'est parce que ces deux religions sont essentiellement une loi d'amour qu'elles laissent derrière elles, à une distance incommensurable, toutes les autres religions de l'antiquité et celles qu'on a tenté ou qu'on tentera d'établir sur d'autres bases. Le plus grand des préceptes moraux qu'on puisse enseigner aux hommes est que non seulement *il n'y a pas de salut sans amour*, mais que *sans amour il n'y a pas de savoir réel*, pas de Connaissance. La vieille philosophie indienne l'avait déjà enseigné : « La

Bonté doit être considérée comme allégeant les choses et les illuminant [1]. Saint Augustin était convaincu de cette vérité lorsqu'il écrivit : « Il n'y a qu'un œil capable de voir la Lumière, et cet œil, c'est l'Amour [2]. » Hughes de Saint-Victor, au xııe siècle, écrivait que « la vérité n'existe que dans la vertu et *ne peut être connue* que par la vertu » ; « la charité n'est pas seulement un don de Dieu, mais on peut dire qu'elle est Dieu lui-même [3] ». Empédocle Agrigentin, comme le rapporte un auteur du xvıııe siècle « a pensé avec raison que l'Amitié donnast estre et forme à toutes choses [4] ». Bossuet enfin, pour restreindre le nombre des citations, disait que « la science sans

1. *Sánkhya Káriká*, sl. 13 (Voy. Barthélémy Saint-Hilaire, dans les *Mémoires de l'Académie des Sciences morales et politiques*, t. VIII, p. 55).

2. *Confessions*, liv. vıı, ch. 10.

3. Charitas non solum donum Dei, sed etiam Deus dici potest.

4. Noël le Comte, *Mythologie*, 1611, p. 62.

amour était la science toute sèche[1] ». Le célèbre orateur de la chaire chrétienne affirmait une grande vérité bouddhique trop souvent méconnue de nos jours. Il aurait pu ajouter que la science sans amour était la science aride, la science décevante, la science de l'illusion, de l'imposture et du mensonge.

1. L'abbé Bourgaud, *Histoire de sainte Monique*, p. 377.

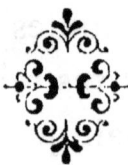

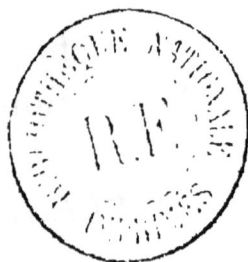

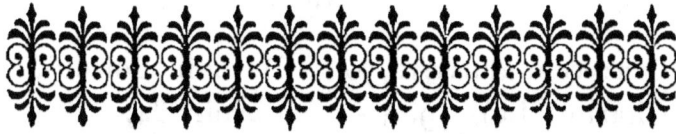

INDEX

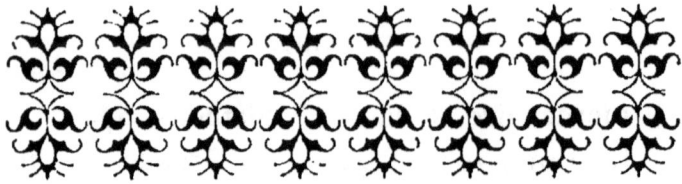

TABLE DES MATIÈRES

APPENDICES

FIN

ERNEST LEROUX, ÉDITEUR, RUE BONAPARTE, 28

BIBLIOTHÈQUE ORIENTALE ELZÉVIRIENNE

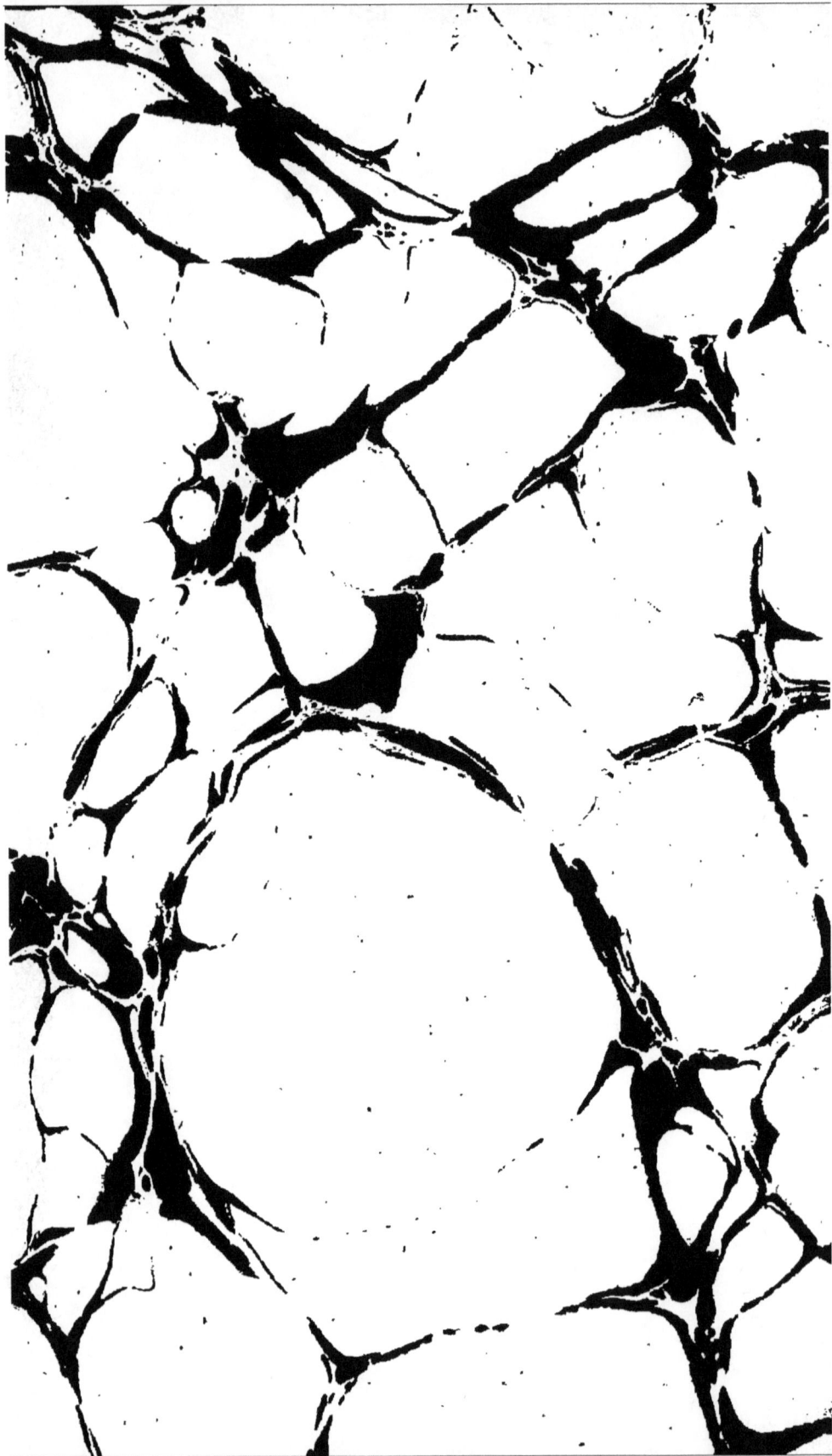

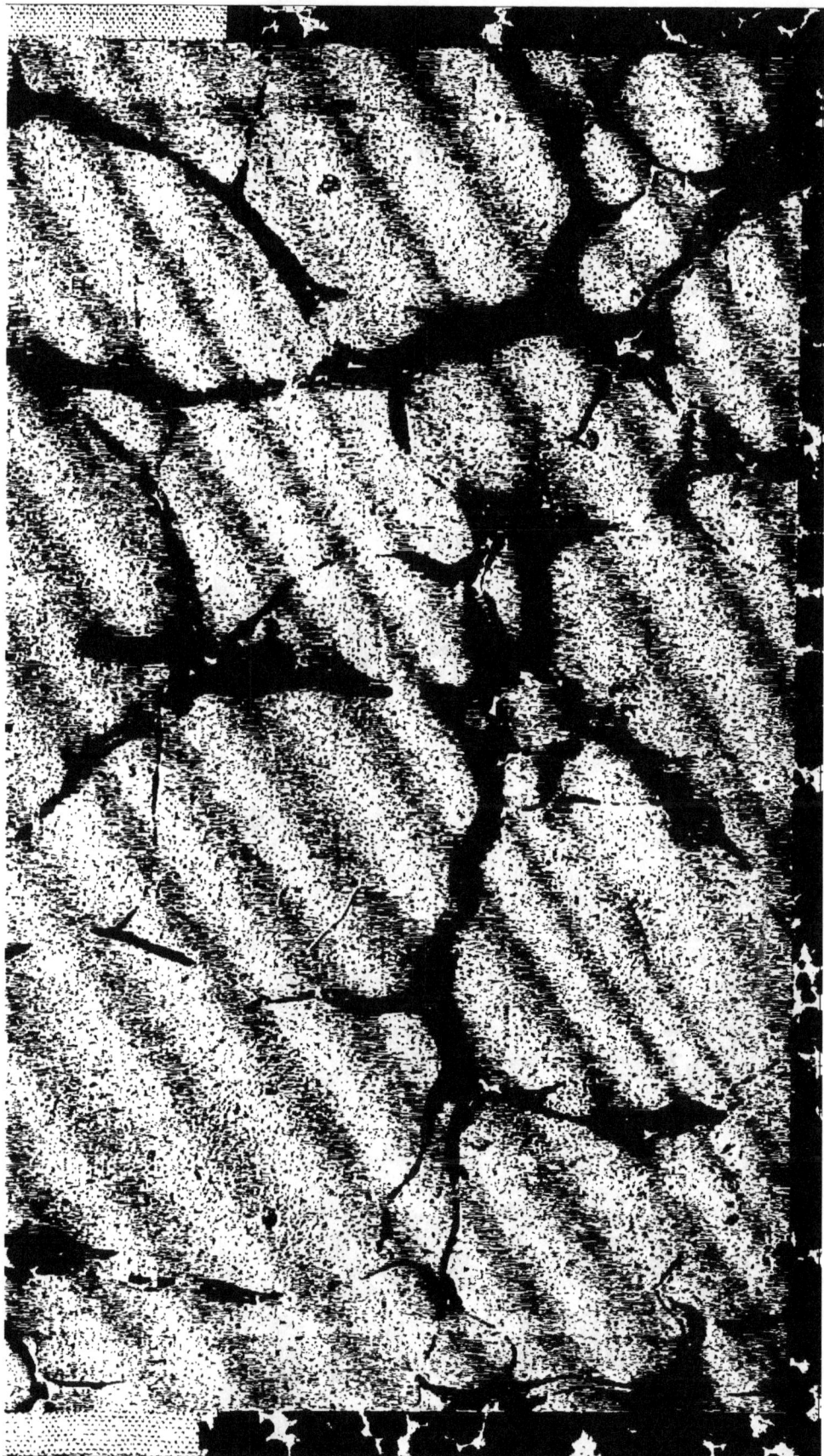